HYGIÈNE DOMESTIQUE,

OU L'ART

DE CONSERVER LA SANTÉ

ET DE PROLONGER LA VIE,

Mis à la portée des gens du monde.

OUVRAGE qui contient, entr'autres choses utiles, des préceptes simples et raisonnés sur l'éducation physique des Enfans, l'usage des bains, le choix des alimens, la conservation des yeux et la direction de affections de l'ame.

Traduction libre et élaguée de l'ouvrage anglais du
Dr. WILLICH ;

A laquelle on a joint un grand nombre de Notes critiques et explicatives ,

Par E. M. ITARD,

Médecin de l'Institution Nationale des Sourds - Muets.

~~~~~~

Entretenir les forces du corps et le calme des humeurs , alonger le fil de la vie, c'est à quoi on ne s'est pas assez étudié.

BACON. (Analyse.)

~~~~~~

TOME PREMIER.

PARIS,

Chez DUCAUROY, Imp.-Libraire, rue S.-Jacques, N°. 279.
DÉTERVILLE, Libraire, rue du Battoir, N°. 16.

AN XI — 1802.

AVANT PROPOS.

L'ouvrage dont nous publions la traduction est un de ceux qui sont moins faits pour la réputation de leurs auteurs et les progrès des sciences, que pour l'utilité des gens du monde, et le plaisir de servir les hommes sans prétention comme sans éclat. Aussi serait-ce inutilement que les médecins, ceux sur-tout qui se trouvent à la hauteur des progrès récens de la science, chercheraient dans cet ouvrage des résultats profonds et des vues entièrement neuves. Ils n'y trouveraient que les vérités les plus fondamentales de l'hygiène, et des développemens naturels des ces mêmes vérités. Mais c'est cela même que l'auteur a voulu offrir à l'attention des gens du monde, et c'est parce que ses intentions nous ont paru philantropiques et son projet praticable,que nous avons cru devoir entreprendre la traduction de son ouvrage. Nous nous sommes permis beaucoup de suppressions; mais nous avons eu soin de ne les faire porter que sur des théories depuis long-temps vieillies,des développemens superflus , et des faits trop légèrement hasardées. Ceux de ces faits qui, par leur enchaînement avec d'autres , n'ont pu être éliminés, ont été combattus, discutés ou appréciés dans des notes que l'on a mises à la fin de l'ouvrage. Enfin, l'on n'a rien oublié pour remplir le titre et le but de cette production , en rendant familière aux gens du monde la première de toutes les sciences, celle de conserver le premier des biens , *la santé*.

INTRODUCTION.

*De la nécessité de l'étude de l'hygiene , de
la certitude de la médecine , de la multiplicité toujours croissante, des causes de
nos maladies.*

Nous vivons dans un siècle où toutes les
parties de la science sont réduites en systêmes populaires, où les plus importantes sont
dégagées du pédantisme et du charlatanisme ,
en un mot, où les sources de nos connaissances s'ouvrent aux deux sexes et aux personnes de tous les rangs. Un perfectionnement si sensible doit , à la fin , être suivi des
effets les plus desirables et les plus étendus.

L'hygiène doit être considérée comme une
science qui repose sur les règles pratiques de
l'expérience , et qui se trouve , en quelque
sorte , fondées sur les sciences naturelles. On
doit penser , en conséquence , qu'elle participe nécessairement aux progrès journaliers
de ces sciences , et que son perfectionnement
avance continuellement , en proportion du
leur.

L'accroissement progressif du luxe et du
rafinement a introduit , dans la société , une
faiblesse et un relâchement réels ou imagi-

naires devenus la source d'une foule d'indispositions qui , n'étant pas assez graves pour
faire réclamer le secours des gens de l'art ,
forcent l'homme à réfléchir sur la situation
relative à sa nature physique , à acquérir
des idées nettes de la santé , de la maladie ,
à chercher les moyens de prévenir celle-ci ou
de s'en guérir , ce qui le conduit insensiblement à devenir son propre médecin.

L'homme le plus borné prétend, aujour-
d'hui , à ce privilége. Il est de mode de se
former un *certain* systême, à l'égard de l'état
de sa santé , et de le regarder comme la
pierre de touche qui peut nous faire juger de
nous-mêmes et des autres, des malades et de
leurs médecins.

On ne s'avisait , autrefois , de penser à sa
santé que lorsqu'on était attaqué d'une maladie ou abbattu par la faiblesse. Alors on s'en
rapportait à la pratique d'un médecin ; on ne
se troublait pas l'esprit par des raisonnemens
sur la meilleure méthode qu'il y avait à suivre , on se confie à lui comme on confie sa
montre à un horloger , pour qu'il la répare
du mieux qu'il peut (1).

Aujourd'hui l'on entreprend souvènt de se
prescrire à soi-même des remèdes , et il en
résulte naturellement qu'on est rarement en
état de dire si l'on est en santé ou malade ; on

s'en rapporte plus à soi qu'au médecin, qu'on n'appelle que par occasion, et que lorsque la maladie paraît décidément dangereuse. Cette tendance générale, à faire des recherches dans l'art de la médecine, pourrait cependant, si elle était convenablement dirigée, être suivie de très-heureux effets. Car, cet art ne doit point être continuellement enveloppé de voiles impénétrables, et rendu inintelligible par le jargon de l'école.

« Le voile du mystère, dit un écrivain moderne, qui est encore étendu sur la médecine, rend cet art non-seulement conjectural, mais même suspect. Il y a si long-temps qu'il est écarté de dessus les autres sciences, que beaucoup de personnes sont portées à croire que la médecine est une vraie chimère, et qu'elle ne peut soutenir un examen sérieux. Elle n'a, cependant, besoin que d'être mieux connue, pour s'assurer de l'estime générale des hommes. Ses préceptes sont tels, que tout homme raisonnable ne peut manquer de les approuver ; elle ne défend rien qui ne soit incompatible avec le vrai bonheur ».

En réfléchissant sur l'admirable uniformité qui règne dans tous les ouvrages de la nature, dans la production comme dans la dissolution de la matière, on s'apperçoit aisément qu'elle se meut invariablement dans un cercle ; qu'elle est toujours également nouvelle , toujours également parfaite dans la perpétuelle construction , comme dans la démolition subséquente des corps ; que son infatigable activité est toujours utilement employée dans les plus petites particules invisibles pour nous , et que la mort même ou la destruction des formes et des figures, n'est qu'une décomposition plus sage , une sorte de régénération des parties individuelles , qui produit, d'une manière aussi savante que frappante , des substances nouvelles. En observant de plus que , dans l'immense variété des choses , dans cet inconcevable amas de particules élémentaires , il règne cependant la plus rigoureuse économie ; que rien n'est produit en vain , que rien ne se consume sans cause , on voit clairement que toute la nature est unie par des liens indissolubles , que chaque chose existe individuellement pour une autre , et qu'aucun objet ne peut subsister sans un autre qui lui corresponde. Concluons-en donc , avec justice, que l'homme lui-même n'est pas un être isolé , mais qu'il est un anneau nécessaire dans la grande chaîne qui lie l'univers.

Quoique la connaissance des lois de la nature soit encore très-imparfaite , nous n'en devons pas moins chercher à l'acquérir , par-là même que notre conservation et le libre exercice de nos fonctionsphysiques et intellectuelles s'y trouvent très-intimement liés. Nous avons, pour cela, le secours de tant d'investigateurs industrieux et de tant de vrais philosophes, que nous pouvons nous flatter de découvrir quelques-uns de ses secrets les plus cachés, et de pénétrer encore plus avant dans ses merveilleux réduits. Nous ne pouvons cependant y parvenir, sans apporter, dans cette étude, beaucoup de patience et de persévérance.

Tous les hommes, il est vrai, n'ont ni le temps, ni les occasions nécessaires d'acquérir une connaissance exacte et étendue de la nature. Mais ceux qui les ont sont inexcusables de rester entièrement étrangers à ses opérations ordinaires, et sur-tout de négliger d'apprendre à connaître leur propre organisation et les lois auxquelles elle est assujettie.

On a souvent remarqué que la médecine est un art incertain et précaire. Une école de médecine, par exemple, regarde la masse des fluides comme la cause première de toutes les maladies; une autre les attribue à l'action irrégulière des solides et particulièrement des nerfs; les uns regardent, comme cause de maladie, ce que d'autres sont portés à repérsenter comme effet. Ainsi, différentes écoles enseignent différentes doctrines à l'égard de l'origine des maladies, lors même qu'elles doivent nécessairement s'accorder toutes à l'égard du fait. Mais cette diversité d'opinions ne peut guères être préjudiciable à la pratique de la médecine, pourvû qu'on ne règle point le mode de traitement d'après des notions hypothétiques. Qu'importe, en effet, au malade que son médecin regarde les nerfs comme de petits tubes remplis ou non d'un fluide subtil ? qu'il croie que les catarrhes sont produits par des particules nuisibles flottant dans l'air, ou qu'il soit partisan de telle ou telle théorie des fièvres ? Il suffit qu'il connaisse les symptômes de la maladie, et soit capable de les distinguer de ceux d'une autre maladie (2). A cet égard, l'art médical est une science de fait et ne peut être contesté, car les caractères des maladies restent invariablement les mêmes. Le praticien moderne retrouve, à-peu-près, la même régularité et la même uniformité qu'Hippocrate observa, il y a deux mille ans, dans les symptômes et les progrès des maladies. Comment, en effet, en serait-il autrement, puisque la nature suit toujours la même marche (à quelques phénomènes près) dans l'état de santé ou de maladies du corps ?

L'homme est sujet aux mêmes principes de destruction que les autres animaux, et il est plus souvent qu'eux exposé à des maladies et à des maux, et cela par plusieurs raisons. Premièrement, les animaux sont incontestablement doués, par la nature, d'un instinct plus actif, qui leur apprend, dès leur naissance, à éviter tout ce qui peut leur être nuisible, et à rechercher tout ce qui peut avoir, sur leur existence, une influence salutaire.

> La nature leur donne, avec une sorte de profusion des organes et des facultés convenables ; elle semble avoir compensé chaque défaut ; ici, par plus de légéreté, là, par plus de force.   POPE.

On trouve peu de traces de cet utile instinct parmi les hommes. C'est par notre propre expérience ou par celle des autres, que nous apprenons, par degrés, à connaître les qualités salutaires ou nuisibles des objets du monde matériel. Il est vrai que la raison, cette faculté particulière de l'homme, compense, en grande partie, le défaut de cet instinct, puisqu'elle dirige son choix dans la poursuite de ce qui est utile, et dans la fuite de ce qui est nuisible. Mais aussi ce défaut d'instinct est dans l'homme la source de beaucoup de maux dans ses plus tendres années ; il naît sans couverture pour se mettre à l'abri des effets du climat, sans moyens de se défendre lui-même dans son état d'abandon, et sans autre instinct que celui de succer. Il reste plus long-temps incapable de pourvoir à sa propre conservation , et il a besoin du secours de ses parens pendant un plus grand nombre d'années , qu'aucun autre animal que nous connaissions. Quoique ses parens s'acquittent , en général , de ce devoir avec plus de sollicitude et de tendresse que les autres animaux , cependant l'imperfection de notre instinct cause aux enfans beaucoup de maux produits par notre ignorance et notre tendresse mal entendue. On donne souvent aux enfans des alimens et des vêtemens qui laissent , pour un âge plus avancé , des germes de maladie et de mort. Ainsi, des enfans doivent à l'ignorance ou au peu de prévoyance de leurs parens ou de leurs amis l'obstruction du mésentère et le germe de la consomption qui la suit , parce que ceux-ci commettent journellement des erreurs , à l'égard de la quantité et de la qualité des alimens qu'ils donnent trop libéralement , dans beaucoup d'occasions , aux objets de leur tendresse , quoiqu'ils soient indigestibles par leur nature.

En second lieu , c'est un fait universellement connu que les hommes , sur-tout dans les villes grandes et populeuses , ont beaucoup dégénéré , sous le rapport de la force du corps, de l'énergie de l'esprit et de la susceptibilité de résister aux maux qui les affectent.

La culture progressive de l'esprit et les rafinemens journaliers des habitudes et des manières sont toujours accompagnés d'un accroissement de luxe proportionné. Mais ,
comme ce changement d'un état de vie
robuste , en un état plus relâché , n'a pas
produit de différence dans les causes généra-
trices des maladies auxquelles nous sommes
plus sujets qu'autrefois , nous devons nécessairement souffrir des effets qui accompagnent ce relâchement ; car , quoique le luxe
nous ait servi à prévenir les effets passagers
des agens extérieurs , tels que le froid , la
chaleur , la pluie , etc. , et que nous puis-
sions quelquefois nous mettre en garde contre leur rigueur, cependant nous en souffrons
plus violemment , lorsqu'ils se font sentir à
nous , que si nous eussions été davantage
accoutumés à leur influence. Cet état de choses nous a fait introduire imperceptiblement
l'usage de plusieurs alimens et vêtemens qui ,
par leurs conséquences , deviennent souvent
préjudiciables à la santé. D'où il résulte que
le nombre et la variété des maladies augmente
dans une nation , en proportion des progrès
qu'ont fait les rafinemens du luxe. Au contraire, plus un peuple continue de rester sans
civilisation , et plus ses habitudes et ses manières approchent de l'état de nature, moins il

est proportionnellement affecté des causes de maladies (3). Il faut joindre encore à ces causes celles non moins actives des passions qui gouvernent les hommes pendant tout le temps de leur vie, tandis qu'elles ne sont que passagères chez les autres animaux. Une autre source de maladies de l'espèce humaine est dans les diverses contagions ; entr'autres celles de la peste , de la fiare des prisons , du syphilès , de la petite vérole , et de quelques-autres maladies cutanées.

Les docteurs Jenner , Péarson , Woodville et autres praticiens ont dernièrement essayé dans ce pays et fortement recommandé une autre méthode, peut-être plus plausible et moins coërcitive , pour détruire l'une de ces plus funestes maladies , la petite vérole Je veux parler de l'inoculation de la vaccine. On doit sincèrement desirer que leurs efforts soient couronnés du succès.

De la doctrine des tempéramens.

Puisque des faits sans nombre ont prouvé que les tempéramens , comme les maladies de toutes les nations, dépendent , en grande partie , de nos alimens ordinaires, on ne peut plus douter que les conséquences les plus importantes ne soient attachées à notre nourriture journalière , soit en fait d'alimens , soit en fait de boissons.

La doctrine des tempéramens étant par elle-même très-curieuse et très-intéressante, je pense qu'il convient de faire ici quelques remarques pratiques, qui serviront à éclaircir ce sujet, et d'en présenter un tableau abrégé, principalement tiré des savantes observations du célèbre professeur Sommering, de Mayence.

« Les médecins anciens, dit-il, et surtout ceux qui vivaient avant Gallien, se sont grandement mépris sur la doctrine des tempéramens, prise dans l'acception générale du mot. Il ne faut pourtant pas pour cela en conclure que cette doctrine ne repose sur aucun fondement. Leur erreur ne venait pas de ce qu'ils admettaient l'existence des tempéramens, car elle est aujourd'hui bien établie ; mais de ce qu'ils la généralisaient trop, et en bornant le nombre à quatre, et en fixant leur attention dans cette division simple à la nature et à la composition du sang, au lieu d'avoir égard à toute l'économie animale. Ainsi, par exemple, ils connaissaient à peine, par leurs noms, plusieurs parties du corps humain, et ne se doutaient guère, ou presque pas, de la grande influence des nerfs. Nos médecins modernes, au contraire, leur rendent un hommage presqu'extravagant, depuis qu'il est de mode de les regarder comme des coopérateurs dans les maladies. Fortement prévenus en leur faveur, ils oublient souvent les parties les plus importantes, ou du moins les plus évidentes des fluides.

« Il faut observer dans tous les animaux les plus parfaits une loi certaine, d'après laquelle les fonctions du corps et de l'esprit s'exécutent régulièrement, soit dans la conservation ou l'altération de la santé, soit dans l'exercice des forces vitales dont dépend le bonheur de la créature ; cette loi varie dans les divers individus, et l'on ne peut complettement expliquer cette variation, d'après les principes des anciens, par la seule différence dans les qualités du sang, quoique le corps humain ne contient, dans sa grandeur modérée, pas moins de trente livres de ce fluide. Il faut donc substituer autre chose à ces tempéramens sanguins, bilieux, phlegmatiques et mélancoliques ; mais avant de le faire, il est nécessaire de prendre une connaissance plus étendue de l'économie de l'homme.

« Il y a différentes causes de la différence de tempéramens. La première est une diversité dans le systême nerveux, à l'égard du nombre, de la force et de la sensibilité des fibres constituantes. On a toujours observé qu'un cerveau large des nerfs épais et forts ; et en général une grande sensibilité, étaient les signes d'une disposition *colérique* ou *colérico-sanguine*. Delà, dans les personnes de ce tempérament, la promptitude de perception, l'aptitude aux sciences, l'acuité et la force de jugement, provenant de la multitude de leurs idées de comparaison. Ces qualités sont cependant, en quelque sorte, contre-balancées par un violent penchant à la colère et à l'impatience, aux plus légères souffrances du corps et de l'esprit. On doit donc administrer des remèdes, à ces personnes, avec prudence, et en petites quantité seulement. On a observé qu'un cerveau étroit et des nerfs délicats, se trouvaient généralement liés avec des sens abattus et une langueur phlegmatique, quelquefois avec une teinte de mélancolie. Les organes des personnes de ce tempérament ne peuvent être affectés que par l'impression forte et permanente des objets extérieurs. Le défaut d'idées rend souvent leur jugement faible, et c'est pour cela qu'elles sont rarement capables de faire des progrès dans les sciences. Elles sont cependant plus propres à supporter le travail et à endurer les injures du climat. On doit par conséquent leur administrer des remèdes forts et en grandes quantités.

« La différence d'irritabilité est la seconde cause de la différence de tempéramens. Quand le plus léger stimulant excite les fibres à une contraction prompte et durable , on peut justement en inférer l'existence d'une disposition *colérique*. Le tempérament phlegmatique se développe , au contraire , par des symptômes opposés. Les muscles se contractent lentement, et le stimulant le plus actif ne les excite qu'avec peine.

» Troisièmement , les fibres et les membranes d'une personne phlegmatique sont très-molles au toucher ; celles d'une personne mélancolique sont dures et sèches , elles ont plus de ton et sont plus faciles à contracter.

» Quatrièmement. On a tout lieu de croire qu'un principe électrique est répandu dans toute l'atmosphère , et que la respiration le communique au corps en différens degrés. Il donne aux fibres leur ton naturel ; il excite les vaisseaux à une action plus vigoureuse , il augmente la sérénité de l'esprit. Ce principe n'existe pas dans l'atmosphère de tous les pays en quantités égales , ni même dans le même pays en différentes saisons ou heures du jour. Par exemple , pendant que le *Sirocco* règne en Sicile , toutes les fibres sont oppressées et languissantes ; mais quand

l'air redevient plus sérein et plus élastique ,
le corps et l'esprit reprennent leur énergie
naturelle. Tous les hommes n'aspirent pas
cette matière électrique en-égale quantité ;
de-là vient une différence remarquable dans
les tempéramens.

» Cinquièmement. On doit ajouter à ces
causes la différence de la nature et de la
quantité du sang. Ainsi quand il est très-
stimulant, l'action du cœur est plus violente;
une augmentation de sécrétion de bile , excite le mouvement vermiculaire et une surabondance de mucus dispose aux catarrhes,etc.
Ces observations doivent nous faire penser
qu'il y a des causes assez puissantes qui produisent de très-bonne heure une prédisposition à un tempérament particulier. On
ne peut raisonnablement supposer qu'il se
fasse jamais un changement complet d'une
disposition *colérique* ; par exemple , en une
disposition phlegmatique , du moins tant
que les lois de la nature restent sans altération. Je crois cependant que les tempéramens , sans changer entièrement, peuvent
le modifier ; et que la force des uns et la
langueur des autres peuvent diminuer jusqu'à un certain point. Mais cela ne peut se
faire que par des remèdes appropriés au
genre des causes qui ont produit un tem-

pérament particulier. Voici quels sont les principaux.

» 1°. Un régime différent. Les viandes donnent aux organes le plus grand degré de force, animent les sens et causent souvent une sorte de férocité. Tous les animaux carnivores, en général, les bouchers et leurs chiens en sont des preuves évidentes. Les chasseurs, ceux sur-tout qui font un fréquent usage d'épices, de vins et de remèdes stimulans, en sont encore une. La diète végétale, au contraire, diminue l'irritabilité et la sensibilité du système ; elle le rend, en un mot, phlegmatique. Des auteurs ont, il est vrai, regardé les pommes de terre comme des moyens de parvenir à ce but ; mais je ne suis point porté à adopter cette opinion, ayant eu occasion d'observer le tempérament vif du peuple d'Irlande. Cependant ceux qui ont beaucoup d'enfans doivent faire une très-grande attention au régime, car l'usage de la viande ajoute beaucoup d'énergie aux fibres, et le régime opposé peut diminuer leur trop grande irritabilité.

» 2°. L'éducation physique et morale est, dans l'homme, une autre cause de l'altération du tempérament. Son pouvoir est presque sans bornes, sur-tout dans les premières

années

années de la vie ; voilà pourquoi il arrive souvent que des nations entières paraissent posséder un tempérament commun.

» 3°. Le climat, pris dans le sens le plus étendu, en y comprenant l'atmosphère et le sol, est une troisième cause d'altération. On trouve rarement, dans une région continuellement sujette aux brouillards, comme en Hollande, l'activité et l'acuité du tempérament *colérique*. Il est naturel à un climat chaud, sur un territoire un peu élevé, sur un sol modérément humide et dans une atmosphère égale et pure.

» 4°. J'ai souvent observé qu'un ardent desir d'apprendre communiquait à tout le système un degré étonnant d'activité ; et que le tempérament paraissait recevoir une nouvelle vie de chaque acquisition de connaissance.

» 5°. D'un côté, le manque des choses nécessaires à la vie, de l'autre, la possesssion de tous les moyens de luxe, modifient diversement le tempérament. Il faut observer aussi que sa vivacité ou sa langueur dépend du degré de liberté politique.

» 6o. L'âge, la société et les devoirs de la profession affectent beaucoup le tempérament. Aussi voit-on rarement un homme, parvenu à l'âge de 56 ans, conserver l'activité de ce tempérament colérique ou sanguin qu'il possédait à 36.

» Ceux qui suivent la nature et non une hypothèse plausible , sentiront combien il est difficile de classer et de fixer les signes caractéristiques des différens tempéramens ; et il est douteux que l'esquisse suivante soit plus heureux que les tentatives des autres.

» Toutes les modifications des tempéramens paraissent des variétés du sanguin et du phlegmatique.

» 1°. Le tempéramment sanguin est variable. Il se distingue par un caractère de vivacité ; les vaisseaux sont pleins de sang, et les personnes de ce tempérament sont rarement capables de supporter une grande chaleur. Elles sont prédisposées aux inflammations et douées d'une très - grande irritabilité et sensibilité. Tous les voluptueux sont de ce tempérament. Le sanguin est ardent dans toutes ses entreprises ; il est affable, se familiarise promptement , mais il oublie ses amis, il est soupçonneux. Il a en horreur tout ce qui demande de l'industrie, c'est pour cela qu'il fait peu de progrès dans les sciences, tant qu'il n'est pas dans un âge avancé.

» 2o. Le sanguino-colérique jouit de toute la santé et de toute la sérénité du sanguin et de toute la constance du colérique.

» 3o. Dans ce tempéramment le corps est mou et flexible sans avoir la sécheresse et la maigreur du mélancolique ; la peau a une teinte jaune , les cheveux sont rouges , les yeux noirs, modérement grands, expressifs , pénétrans, et souvent un peu hagards ; le pouls est plein et prompt , les contractions musculaires rapides en marchant , en parlant , etc. la bile abondante , et c'est pour cela que le mouvement vermiculaire est actif. Le corps n'est pas sujet à la constipation. Les personnes de ce tempérament aiment particulièrement la viande ; elles ont beaucoup de magnanimité ; elles sont propres aux entreprises laborieuses , et paraissent nées pour commander.

» 4o. Ceux d'un tempérament hypocondriaque sont à charge à eux-mêmes et aux autres. Ils sont sujets aux maladies du foie , et sont d'un teint pâle. Jamais contens de leur situation , ils sont dévorés d'envie et de soupçon.

» 5o. Le tempérament mélancoli que se fait remarquer par un air sombre , une taille petite , un visage creux , des yeux perçans, des cheveux noirs , une peau rigide ou rude, et des fibres sèches et grêles. Le pouls est faible et languissant , la bile noire et le mouvement vermiculaire lent. Les perceptions du mélancolique sont profondes ; il aime la contemplation. Il est lent , mais persévérant, dans l'exécution de ses travaux. Il supporte avec courage les peines de la vie , et s'il n'est pas facile à irriter, il est cependant vindicatif.

» 6o. Le tempérament *bœotiq ue* ou rustique a plusieurs qualités du sanguin , et quelques-unes du phlegmatique. Le corps est brun , les muscles ont peu d'irritabilité , les nerfs sont obtus , les manières grossières et la pénétration faible.

» 7o. Le tempérament mixte se compose du sanguin , du colérique et du phlegmatique. Une bienveillance universelle est le caractère distinctif de ce tempérament. Les manières des personnes sont douces et polies. Elles haïssent le bavardage ; et si elles s'appliquent aux sciences, leurs progrès sont grands , parce qu'elles sont constantes et contemplatives.

» 8o. Enfin le tempéramment phlegmatique se distingue par une peau molle et blanche , par des yeux proéminens , par un pouls faible , et par une habitude du corps languissante. Les phlegmatiques parlent lentement , sont peu sensibles aux injures de la saison, se soumettent à l'oppression et semblent nés pour obéir. Leur peu d'irritabilité

fait qu'ils ne sont pas aisés à provoquer, et
qu'ils reviennent bientôt à leur état naturel
d'indifférence et d'apathie. (5)

De quelques maladies devenues très-fréquentes.

Il est des maladies qui semblent devenir
de jour en jour plus fréquentes. La goutte,
qui était autrefois une maladie régulière,
mais rare, et qui n'attaquait que les parties
extérieures des vieillards, est devenue aujourd'hui une indisposition constitutionnelle,
une maladie de jeunesse qui tourmente en
mille manières ceux qui en sont attaqués.
Les fameux *podagres* et *chiragres* de nos
ayeux sont aujourd'hui très-communs, et au
lieu de la goutte aux pieds et aux mains,
nous entendons tous les jours parler de la
goutte nerveuse, de la goutte dans la tête,
et même de la goutte fatale dans l'estomac.
Ni le rang, ni l'âge, ni la manière de vivre
ne paraissent à l'abri de cette cruelle maladie. Une autre maladie encore plus générale de notre temps est *une extrême sensi-*
bilité pour tout changement de l'atmosphère,
ou plutôt une relation constamment sensible
à son influence. Nous sommes non - seulement plus susceptibles d'être affectés par
chaque courant d'air, par chaque change-

ment de froid et de chaleur ; mais les sentimens de quelques-uns sont si exquis , si délicats, qu'ils peuvent, dans un appartement
clos et même dans le lit, déterminer avec
exactitude l'état de l'atmosphère , et la direction du vent. Ces *baromètres vivans* peuvent , en consultant leurs sensations , an-
noncer plus précisément que les baromètres
artificiels , et les changemens actuels , et
même les changemens futurs de la température. Je n'aurais jamais pu croire que ce
nouveau sens , qui n'a pris naissance que de
notre temps, pût acquérir tant de perfection,
si je n'avais souvent été témoin des sensations de certains malades , au passage d'un
nuage flottant sur leur tête. Un talent si
particulier à notre siècle , exciterait, sans
doute , l'étonnement de nos ancêtres. Mais
je doute qu'ils nous l'enviassent. Il est facile d'imaginer combien , dans un climat où
la température change tous les jours , et
presqu'à toutes les heures , la santé de ceux
qui ont acquis ce haut degré de susceptibilité
doit être précaire , chancela nte et passagère ;
et leur humeur , leur caractère , leurs passions se trouvent aussi soumises à cette influence irrésistible. Ne pourrait-on pas penser, avec une sorte de raison , que tant d'é-
vénemens étranges et inconcevables de la vie

ont eu leur source secrette dans cette dépendance de l'atmosphère ? Il faut, en jugeant de l'homme et de ses actions, observer d'abord l'état du baromètre, comme nos superstitieux ancêtres réglaient leurs pronostics sur les constellations célestes.

Les maladies de nerfs, l'hypocondrie, l'hystérie doivent être rangé parmi ces maladies qui deviennent de jour en jour plus fréquentes, et qui détruisent non - seulement notre bien-être physique, mais troublent aussi notre tranquillité, et tout le charme de la vie.

La dernière classe de ces maladies, qui sont en quelque sorte à la mode, renferme toutes les affections de la peau, connues sous le nom *d'éruptions*, *de décolorations*, *déflorescences*, *teintes scorbutiques*, etc. Ces maladies se sont accrues, dans ces derniers temps, d'une manière étonnante, et paraissent se répandre journellement partout dans les rangs même les plus élevés, où l'on ne peut assigner, pour causes, ni la mauvaise nourriture, ni le défaut de propreté : on voit souvent des personnes dont la peau annonce une mauvaise santé, et sur qui les remèdes n'ont que peu ou point d'effet. Les médecins des différens pays se plaignent des maladies nouvelles et encore inconnues dont la nature est extrêmement maligne. Si l'on n'arrête pas à temps les progrès de ces fâcheuses détériorations, l'Europe se reverra peut-être exposée à cette maladie dégoûtante et funeste , appelée lépre.

Il ne suffit pas de présenter un stérile catalogue de ces singulières maladies. Il faut faire connaître leur source , montrer qu'on peut aisément les prévenir , et indiquer les moyens les plus sûrs de parvenir à ce but si désirable. C'est à vous , pères de famille , gardiens d'une race future, et, j'ose l'espérer , plus robuste , c'est à vous que je m'adresse. C'est votre secours que je sollicite , dans une mesure de police nationale et domestique si importante.

De la grande influence des fonctions de la peau sur la conservation de la santé.

Quoiqu'on parle aujourd'hui du bain , et qu'on recommande une grande attention à la propreté ; je ne crains pas d'avancer , avec assurance , que le plus grand nombre de ces maladies si fréquentes , prennent leur source dans les dérangemens et irrégularité des fonctions de la peau.

Mais comment est-il possible, demanderont beaucoup de personnes, que la peau , qui est une simple couverture du corps , faite pour le mettre à l'abri de la pluie et des rayons du soleil , puisse avoir tant d'influence sur toute la constitution ? Je vais essayer d'expliquer ce problême , et j'espère faire naître dans ceux qui sont le plus portés à douter , plus d'attention à l'égard de cette importante partie du corps humain.

La peau réunit en elle-même deux fonctions très - essentielles. Elle est l'organe du sens le plus utile et le plus étendu , celui du toucher. Elle est l'instrument de la transpiration. On a prouvé par des calculs exacts , que l'homme jouissant de la meilleure santé, transpire journellement et insensiblement plus de trois livres d'humeur perspirable. Elle doit donc être considérée comme un organe excréteur des plus actifs , et sous ce rapport ses fonctions ne peuvent être impunément diminuées ou suspendues. Sous le point de vue du sens général du toucher , la peau nous met en rapport avec tous les corps palpables, sur - tout avec l'atmosphère environnant qui , par le moyen de la peau , nous affecte particulièrement et exerce son influence sur notre organisations. Nous sentons de plus, par son moyen, les qualités de l'air, la chaleur , le froid , la pression , la raréfaction , etc. et nous éprouvons , en con-

séquence; au moins sous leur influence
plusieurs autres qualités plus subtiles et
moins connues, parmi lesquelles je ne dis-
tinguerai que les fluides électriques et magné-
tiques. La nature très-active et très-péné-
trante de ces fluides, peut nous faire aisément conjecturer quelle part considérable
ils doivent avoir dans le principe de la vitalité, et combien est essentiel l'usage de l'organe par lequel ils nous affectent.

C'est la nature et la constitution de cet organe qui déterminent nos craintes et nos espérances à l'égard de la sûreté du malade.
Dans les fièvres inflammatoires les plus dangereuses, et lorsque l'espoir d'une guérison
est faible, un changement favorable de la
peau est quelquefois le seul effort que
fait la nature presque défaillante, pour
rejetter d'une manière surprenante, la matière morbifique, et cela souvent dans une
seule nuit. Le plus grand art d'un médecin consiste, en effet, à traiter convenablement ce grand organe et à régler son activité, lorsque l'occasion l'exige. Pour n'en
citer qu'une seule circonstance, il est bien
reconnu par ceux qui ont éprouvé les effets
salutaires d'un simple vésicatoire, combien
ce stimulant a souvent diminué les douleurs
les plus cruelles et les spasmes des parties
internes.

Les enfans des classes moyennes et inférieures sont, dans ce pays, peut-être mieux
traités que dans la plûpart des contrées du
continent, parce que le bain fréquent et
journalier n'est, à ma connaissance, plus
généralement pratiqué ailleurs qu'en Angleterre. Cependant cette pratique est, en général, négligée dès que les enfans ont atteint
un certain âge; et à dix ou douze ans passés
on ne s'occupe plus guère de la surface du
corps. C'est ainsi qu'on jette le germe de
maux sans nombre, et sur-tout de cette
teinte scorbutique qui domine aujourd'hui
presqu'universellement, et qui est plus ou
moins liée aux autres maladies plus à la mode.
A mesure qu'on avance en âge, cette disposition de la peau augmente davantage; sur-
tout par le genre de vie qu'on mene dans les
rangs plus élevés. On commence alors à s'accoutumer à la vie sédentaire, à penser et à
partager les plaisirs de la société. Il faudrait
aux dames, aux gens riches et aux hommes
de lettres, un exercice plus actif que celui
qu'ils prennent, parce qu'il peut seul exciter
une libre transpiration, et fortifier la surface du corps.

Ne peut-on pas inférer de ce que nous venons de dire, que l'usage des bains est beaucoup trop négligé, et qu'on devrait l'intro-

duire par-tout? Il ne suffit pas que des familles opulentes aillent à chaque saison prendre les eaux, ou qu'elles employent même d'autres moyens de se baigner, soit pour leur santé, soit pour leur amusement. Il faut une méthode toute différente, si l'on veut soigneusement rendre la vigueur à une race dégénérée. Il est indispensablement nécessaire d'avoir des bains domestiques comme en avaient les anciens, et comme ils étaient si universellement établis dans toute l'Europe, il y a quelques siècles, pour arrêter les progrès de la lépre qui, quoique plus lente dans ses effets, n'est pas moins affligeante que la peste elle-même.

On peut encore regarder le bain comme un spécifique excellent pour adoucir les affections de l'esprit; et du corps. Il ne sert pas seulement à nétoyer la peau, à l'animer et à la rendre plus apte à exécuter ses fonctions; il rafraîchit aussi l'esprit, il répand sur tout le systême une sensation d'aise, d'activité et de plaisir, il entretient, dans nos organes intérieurs, cette admirable harmonie qui contribue tant à notre santé et à notre bonheur. Une personne fatiguée ou accablée de peines d'esprit et de corps, trouvera plus de rafraîchissement dans le bain, y noyera plus efficacement ses inquiétudes et ses soucis, que

dans de copieuses libations à Bacchus. On
peut également recommander le bain comme
une retraite admirable pour se soustraire ,
pendant un temps , à l'influence de l'atmosphère ; et les personnes qui ont le malheur
d'être trop sensibles aux impressions exté-
térieures , trouveront un grand avantage ,
lorsque , pour se remettre d'une température
épaisse et étouffante , elles iront dans le bain
respirer un élément moins chargé de particules nuisibles.

Le desir de jouir d'une jeunesse éternelle
est un des plus dominans et des plus pardon-
nables. On ne peut, sans doute, assurer raisonnablement que le bain donne une jeunesse
continuelle. Cependant j'oserai dire qu'il tend
grandement à prolonger cet heureux état. Il
conserve la mollesse et la souplesse de toutes
les parties solides , et donne de la flexibilité
aux articulations. Il retarde donc puissamment la vieillesse qu'on peut appeller une maladie insidieuse, et qui épuise, par degrés, les
humeurs et enlève anx parties leur élasticité.
Il n'est pas moins certain qu'il est le meilleur
conservateur de la beauté, et que les nations,
chez qui il est généralement pratiqué , sont
ordinairement les plus distinguées par l'élé-
gance des formes et par.la fraîcheur du teint.

Ce n'est pas un soin si frivole , qu'on vou-

drait le croire , que celui qui a pour objet
d'entretenir et d'embellir la surface du corps.
J'ai souvent eu occasion d'observer que le
desir de la beauté , quand il est raisonnable ,
peut devenir la source de plusieurs efforts
louables et vertueux , et un grand moyen de
conserver la santé. Je suis également persuadé
que ce desir donne souvent lieu à des méthodes préjudiciables , et que c'est parce qu'elles
n'ont pas une juste idée de la beauté , que les
femmes font plusieurs sacrifices précieux ,
non-seulement de choses essentielles à la
santé , mais quelquefois à la vie même. Il
n'est pas rare que de jeunes personnes , pour
blanchir leur peau et se rendre belles , évitent
le grand air, se soumettant à un régime affai-
blissant et même à une sorte d'abstinence ,
tous moyens qui , en altérant la santé , détruisent nécessairement la fraîcheur et la beauté.
On a eu recours encore à la chaux , au vinaigre, aux applications camphrées et à d'autres
moyens destructeurs semblables , mais le succès n'a pas été plus heureux. Ces derniers
moyens ont été appelés *cosmétiques mineurs.*
Je n'ose parler de quelques autres , plus
funestes encore , composés des substances ,
sans contredit , les plus déléteres que nous
connaissions. Le mercure et le plomb sont
malheureusement employés , en différentes

manières , dans la plûpart de nos cosmétiques modernes, consistant en lotions ou
en crêmes, ou en poudres, ou en pâtes.
D'après ce que nous venons de dire , sur ce
sujet , il n'est pas besoin de prouver que ces
substances peuvent se communiquer aux fluides circulans par le moyen de la peau , aussi-
bien que par l'estomac. Le plomb une fois introduit dans le systême , quoiqu'en très-petite
quantité , ne peut être neutralisé par l'art ,
et il ne manque jamais de produire les plus
déplorables effets. La paralysie , la contraction et les convulsions des membres , une
faiblesse totale et les coliques les plus cruelles , en sont les suites ordinaires. Outre ces
effets sensibles , le féquent usage extérieur
du plomb et du mercure , dans les cosmétiques , cause des crampes dans toutes les parties du corps , des faiblesses et autres affections nerveuses , des catarrhes , la phthisie
nerveuse , la consomption , etc.

Par beauté du teint nous n'entendons ici
autre chose qu'une peau propre et saine. Elle
est le fidèle miroir de l'harmonie des parties
internes avec leur surface , ou , si l'on peut
me permettre cette expression , *elle e st la
santé visible*.

Il y a une relation si intime entre nos vaisseaux , l'intégrité de toutes les fonctions et

l'état de la peau , que tout dérangement intérieur se manifeste d'abord sur la surface du
corps et sur-tout au visage. Combien ne som-
mes-nous pas frappés souvent de l'air d'une
personne qui se croit en parfaite santé , mais
dont la pâleur décèle quelqu'affection morbifique encore cachée. La nature a sagement
voulu que la première apparence des irrégularités internes se fît voir sur la figure ; mais à
quel usage appliquons-nous, en général, cet
indice ? Nous nous refusons à ses salutaires
avis ; et l'usage continu de substances pernicieuses , au lieu de produire l'effet que nous
avons en vue , ternit et détruit , en dernière
analyse , cette beauté que nous voudrions
augmenter et entretenir (a).

La conservation de la beauté du teint et de

(a) Il est peut être utile d'indiquer une ou deux *appli-*
cations extérieures dont l'application ne peut avoir aucune suite fâcheuse et qui ne sont pas sans efficacité
Selon le docteur Withering une infusion de raifort dans
du lait est un des plus sûrs et des meilleurs comestiques.
Une autre préparation pour dissiper des éruptions cutanées récentes , si elle est secondée par de doux appé-
ritifs, est le suc du poireau nouvellement exprimé, mêlé
avec une égale quantité de lait doux ou de crême. Mais
toutes les tentatives sont infructueuses, si l'on néglige
l'état intérieur des corps ou si on les regarde elles-
mêmes comme des spécifiques.   (*Note de l'auteur.*)

la fraîcheur de la peau tient plutôt à l'observance des préceptes de la saine hygiène. Eviter soigneusement toute danse immodérée et
violente ; s'abstenir de l'usage trop fréquent
et trop abondant de liqueurs échauffantes de
toute espèce, sur-tout du punch et des vins
capiteux. Il n'est rien, à mon avis, de plus
destructif de la fleur de la jeunesse et de la
virilité que l'abus de ces funestes boissons si
propres à dessécher la fibre et à jetter le
germe de cette maladie incurable qu'on appelle vulgairement *couperose*.

Eviter également l'usage excessif des
liqueurs chaudes, telles que le café, le cho-
colat et le thé, sur-tout le dernier, dont les
habitans de ce pays font une consommation
beaucoup plus grande que d'aucune autre
boisson. Je n'ose trop m'inscrire contre ce
consolateur favori de nos heures du matin et
du soir ; mais, avec toute la déférence due à
notre bonheur domestique, je regarde comme
un devoir de dénoncer l'usage excessif de
cette liqueur, parce qu'il est très-préjudiciable à la santé, et qu'il cause des crampes
et quantité d'autres maladies qu'il est inutile d'énumérer. Quoique ces effets n'aient
pas lieu dans les premiers mois ou dans les
premières années de l'usage immodéré du thé
chaud et fort, ce n'est pas une raison capa-

ble de détruire notre assertion. Ces effets doivent , un peu plutôt , un peu plus tard , avoir nécessairement lieu.

De l'éducation physique des Enfans.

L'éducation physique des enfans est , sans contredit, un objet de la première importance. La grande disproportion qui existe entre les enfans bien portans et les enfans maladifs, et la déplorable mortalité qui règne parmi les derniers , prouvent trop clairement qu'on ne fait pas assez d'attention à leur bien-être physique.

On ne peut guères douter qu'un traitement plus raisonnable, pendant les premières années de l'enfance , peut ou prévenir entièrement , ou du moins modérer beaucoup les maladies subséquentes. Rien ne contribuerait peut-être plus efficacement à améliorer l'éducation, en général, qu'une attention sérieuse et minutieuse des médecins à cette branche particulière de l'étude de la médecine, qui , je suis intéressé à le dire , est presque totalement négligée aujourd'hui (6).

Le peu de livres qui traitent de cette matière , ne sont ni écrits d'après des principes scientifiques , ni propres, par la forme et le style , à donner une instruction claire et familière. Ce n'est pas assez, pour les hommes de

l'art, de bâtir, dans leur cabinet, des systêmes d'éducation ; il faut qu'ils prouvent aussi,
dans la pratique, qu'ils sont familiarisés avec
la véritable méthode d'élever les enfans ; méthode qui, dans mon opinion, consiste dans
quelque chose de plus qu'à prescrire et à administrer simplement des remèdes.

Tant que la nourriture des enfans restera
exclusivement confiée aux soins des sages-
femmes et des nourrices ordinaires, on aura
toujours le droit de s'étonner que tant d'enfans parviennent à l'adolescence. On doit
donc, avant toutes choses, rechercher les
préjugés monstrueux qui règnent dans cette
partie essentielle de l'administration domestique, et commencer ainsi à les déraciner.

Combien ma satisfaction serait grande, si
les avis suivans pouvaient faire impression
sur quelques mères intelligentes, qui ont
assez de courage pour secouer les chaînes
des vieilles habitudes ou de la mode, et pour
rentrer dans le sentier de la simple nature !
*Plutôt faire des omissions que des tentatives
ou être trop officieux dans le traitement
physique des enfans*, est, dans un système
d'éducation-pratique, un précepte judicieux
qu'on ne saurait trop inculquer.

Il est très-ordinaire, vu la difficulté de découvrir la vraie cause ou le siége des mala-

dies des enfans, sur - tout lorsqu'elles sont accompagnées de quelques symptômes particuliers dans les vaisseaux excrétoires, d'administrer, à la plus légère occasion, un doux laxatif ou un émétique. Je serais conduit trop loin, si je voulais examiner, en détail, les nombreuses conséquences funestes d'une pratique aussi absurde et aussi préjudiciable ; je ne puis cependant m'empêcher de remarquer qu'en faisant si constamment usage de médecines, (habitude étrangement enracinée parmi le vulgaire !) on dispose singulièrement les enfans aux maladies gastriques, parce que le fluide de l'estomac, qui porte ce nom et qui sert à la digestion, s'en trouve ainsi épuisé. Comme l'action des laxatifs est en quelque façon mécanique en ce qu'elle pousse les fluides, particulièrement ceux de l'espèce muqueuse, vers l'estomac et les viscères, et qu'elle les fait accumuler dans un degré plus grand que le degré ordinaire, il est facile de comprendre que la fréquente répétition de ces stimulans rend le suc gastrique inhabile à effectuer la solution nécessaire des alimens dans l'estomac(7). Par la même raison, les personnes sujettes à une fréquente constipation, commencent bientôt à se plaindre d'indigestion, quand elles se sont une fois habituées à prendre des pillules d'*Anderson*, ou quel-

qu'autre apéritif; car ces moyens font , pour
ainsi dire , un champ de bataille de l'estomac, où toutes les irrégularités qui ont lieu
dans le système , peuvent librement exercer
leurs ravages , et où se termine finalement la
lutte entre la maladie et la santé , et même
entre la vie et la mort. Cependant il n'est pas
besoin de prouver que l'estomac n'est pas le
lieu le plus propre pour un semblable conflit.
La nature lui a assigné des fonctions toutes
différentes. Il est le seul organe de la nutrition et de la digestion , la source de la res-
tauration et de la santé. Mais comment peut-
il répondre efficacement à cette fin , s'il sert,
en même-temps, de laboratoire continuel aux
maladies ? Quand il est dans un état de faiblesse, il ne peut agir avec une énergie uniforme , ni avec assez d'élasticité pour prévenir
les irrégularités fréquentes de la digestion.
De-là les mauvaises humeurs , les affections
hypocondriaques et la faiblesse nerveuse ,
qui toutes sont , plus ou moins , comme j'ai
lieu de le croire, les conséquences des préparations médicamenteuses, sur-tout dans le période de l'enfance. De plus, je suis porté à penser, quoique cela puisse paraître une idée
hasardée , que l'absurde pratique de charger les estomacs des enfans de toutes sortes de mauvais fruits , et de les soulager en-

suite par des doses répétées de médecine, en fait plus mourir qu'aucune autre cause naturelle. Cela sert également à expliquer pourquoi , dans les villes , il meurt un si grand nombre d'enfans , dans le premier période de la vie , avant qu'ils aient pu s'endurcir contre ces cruelles attaques faites à leurs organes digestifs.

Pour arrêter, et, s'il est possible, pour prévenir cette tendance générale à la maladie ; pour améliorer la constitution des enfans , en produisant une circulation régulière des fluides ; et pour diriger plus universellement et plus uniformément l'issue de la matière morbifique à travers les pores de la peau , on ne peut conseiller un remède plus efficace que celui d'un bain fréquent , et d'un usage très-limité de médecines apéritives. ;

Ces observations ne sont point conjecturales , mais fondées sur l'expérience , et j'ai le plaisir d'ajouter qu'elles sont confirmées par plusieurs médecins très - célèbres et très-exercés.

Le bain fréquent est , dans l'enfance , un moyen puissant d'arrêter et de supprimer la disposition aux maladies stomachiques et bilieuses, qui sont aujourd'hui très-communes parmi les enfans et les adultes , et sont souvent accompagnées de symptômes nerveux très-diversifiés. Uu usage convenable du bain peut prévenir sûrement les maladies des enfans, supprimer les catarrhes ou les modé- rer beaucoup, rendre la dentition facile, et perfectionner considérablement la condition physique des enfans, au moyen des efforts que fait la nature pour porter les humeurs nuisibles à la surface de la peau.

Ici s'élève une question : quel est le degré de chaleur le plus convenable pour le bain des enfans ? J'hasarderai de prononcer, d'après l'autorité des meilleurs auteurs modernes et d'après ma propre expérience, que le bain tiède, entre quatre-vingt-quatre et quatre-vingt-seize degrés du thermomètre de *Farenheit*, (8) ou un peu plus chaud que le lait nouvellement trait, est la température la plus convenable. C'est une erreur trop générale que de croire qu'on doive principalement attribuer au bain froid les bons effets de sa pratique. Il est vrai que l'usage d'un bain froid ou chaud, c'est-à-dire, l'impression stimulante excitée par l'eau, est par elle-même un excellent tonique, qui sert à donner de la vigueur à tout le système. Sans parler des sensations agréables qui doivent nécessairement accompagner le nettoiement et l'ouverture des innombrables pores dont la peau est pourvue, il est à remarquer que l'eau, regardée autrefois comme un élément simple , est aujourd'hui généralement reconnue pour un corps composé d'oxygène et d'hidrogène, ou d'air vital et inflammable , dont le premier favorise la respiration et nourrit littérallement , dans le corps humain , le principe vital. Quoique cette assertion repose principalement sur une base hypothétique , il est néanmoins certain , par expérience , que le bain tiède donne de nouvelles forces au voyageur fatigué , éloigne presqu'aussitôt le sentiment de langueur et ranime toutes ses facultés. Bruce remarque , dans ses voyages , que , dans la chaleur de l'Abyssinie , un bain tiède lui donnait plus de rafraîchissement et de vigueur qu'un bain froid. On doit considérer , d'ailleurs , que les enfans sont plus accoutumés à une température chaude qu'à toute autre. Le bain froid appartient à la classe des *remèdes héroïques* , et les effets subits et puissans ressemblent presqu'à l'électricité. C'est , en outre , un axiôme en médecine , que les moyens de stimuler et de corroborer le systême doivent être proportionnés au degré de force vitale de l'individu; qu'une trop violente commotion de l'air éteint plutôt qu'elle n'allume une faible étincelle , et qu'un degré de stimulant et de corroborant , qui convient à un corps ferme et robuste, peut devenir funeste

à un corps faible et délicat. Il est donc extrêmement hasardeux d'employer , pour les enfans , un remède auquel on ne doit recourir ,
même pour les adultes , qu'avec les plus grandes précautions. Je vais plus loin , et je ne
crains pas de dire que l'usage du bain froid ,
employé dans le traitement des enfans , est
même dangereux ; son effet principal est de
contracter la surface du corps , et de causer
une répulsion générale des fluides vers les
parties internes. Dans un corps jeune et délicat , la conséquence nécessaire du bain froid
est une distribution inégale , une stagnation
partielle ou locale des fluides , et , ce qui est
pis encore , une accumulation d'humeurs ,
dans la tête , souvent formée , dans les enfans , avant qu'ils aient le pouvoir de s'en
plaindre. (9) Le bain tiède , au contraire , produit une révolution uniforme , et une purification salutaire de tous les fluides. C'est pour
cela que je le regarde comme préférable ,
sous tous les rapports , parce qu'on peut ,
pour éprouver les enfans , le rendre un peu
plus froid , ou un peu plus chaud pour ceux
d'une faible constitution , et qu'on peut régler les degrés de chaleur nécessaire , selon
l'accroissement de l'âge et de la force de l'enfant. En été , on doit exposer , tout le jour ,
l'eau du bain aux rayons du soleil , qui lui

communique une chaleur agréable et naturelle. L'eau de puits ou de rivière est celle
qui convient le mieux ; mais si l'on est obligé
d'employer de l'eau de fontaine ou de puits ,
il faut auparavant l'adoucir avec une petite
quantité d'eau bouillante , dans laquelle on
aura fait dissoudre un quart d'once de savon
et à laquelle on aura ajouté un peu de son
gras ou de farine d'avoine ; si on peut se procurer du lait , il sera encore plus utile. Je
recommanderai particulièrement de ne pas
faire bouillir toute la quantité d'eau qu'on
veut employer dans le bain , parce qu'alors
elle serait privée de ses principes gazeux,
qui ne sont pas sans importance. Dans
les premières semaines et dans les premiers mois , on ne doit pas y laisser l'enfant plus de cinq minutes ; on peut graduer
la durée , de jour en jour , jusqu'à un quart-
d'heure. Pendant le temps que dure le bain,
il ne faut pas laisser le corps inactif, mais le
frotter doucement avec la main en ensuite
avec une éponge molle. Il est important, lorsqu'on retire l'enfant du bain , de faire attention à l'état de l'air ; car il arrive, presque
toujours , que le bain chaud déplaît à l'enfant , parce qu'on néglige alors d'essuyer et
de sécher son corps aussi promptement qu'il
le faut. Il est donc très-nécessaire de tenir

prêtes des couvertures chaudes , dans lesquelles on essuiera et sèchera l'enfant , au moment où on le retire du bain. Tous ceux qui sont dans l'habitude de se baigner, ont pu observer que l'évaporation de l'eau sur la peau , excite des sensations de froid pénétrantes et désagréables. Il y a , en effet, une différence de température étonnante entre être dans l'eau et avoir de l'eau sur la peau , après avoir quitté le bain. Si donc , faute d'une précaution convenable , on tient le corps de l'enfant nud et mouillé pendant plusieurs minutes, il sera exposé à contracter un froid très-dangereux dans ses conséquences , parce qu'il succède immédiatement à un état dans lequel le corps a été tenu chaud et les pores ouverts.

Il faut, de plus, observer que le bain , immédiatement après le repas ou quand l'estomac est plein , est très-contraire sinon dangereux pour les enfans comme pour les adultes ; il ne faut pas , non plus , par un temps froid, exposer l'enfant au grand air , trop tôt après le bain. Le matin, lorsque l'enfant sort du lit et dès qu'il est entièrement nettoyé , est le temps le plus propre pour le baigner.

Il y a une autre espèce de bain également indispensable , et que j'appelle *bain d'air ;* c'est la jouissance journalière de l'air frais.

Elle se procure ordinairement par le plaisir de la promenade. Comme les enfans ne peuvent juger de la grande utilité , et que la saison n'est pas toujours favorable pour les excursions , les parens sont quelquefois coupables d'une négligence impardonnable , de tenir les enfans renfermés pendant des jours et des semaines entières dans leurs chambres. Mais si l'air est essentiellement nécessaire pour animer les facultés physiques et morales de l'homme , il s'ensuit qu'il est aussi indispensable aux organes de la vie que les alimens et les boissons ; et que son influence salutaire , sur la constitution , ne dépend pas autant de son état , eu égard au plaisir qu'il procure et à sa sérénité , que de sa fraîcheur et de son renouvellement constant. Je conseillerai donc au lecteur , comme une règle inviolable de *ne pas laisser passer un jour sans procurer à l'enfant l'occasion de se pénétrer des qualités salubres d'un air frais.* Il est cependant nécessaire , dans les premiers mois , d'y apporter une grande attention , et les enfans nés au printemps ou en été ont , à cet égard , plus d'avantage , parce qu'il y a moins de danger à les exposer au grand air , pendant les mois de chaleur , qu'en automne et en hiver. On ne peut aussi trop soigneusement éviter , dans les saisons

douces ; les vents violents et la température
humide. A deux mois, lorsque l'enfant a
été habitué à l'air frais , on peut le sortir en
sûreté par quelque temps qu'il fasse ; et on
doit le faire régulièrement tous les jours, au
moins pendant une demi-heure , parce qu'il
n'est pas pour lui de cordial plus nourrissant.
Je remarquerai en passant le grand bienfait
que les yeux de l'enfant tirent de cette pratique, et qui est de la plus grande importance , sur-tout dans un temps où les maladies, et sur-tout la faiblesse des yeux , sont
devenues si communes. C'est un fait incontestable que la brièveté de la vue et la faiblesse
des yeux, si dominantes parmi les habitans
des villes, sont principalement dues à l'absurde coutume de tenir les enfans, durant
les premiers années de la vie, presque toujours renfermés entre quatre murailles. Les
yeux, dans ce cas, ne s'accoutument qu'aux
objets rapprochés, s'organisent pour une
vue courte, et deviennent enfin incapables
de s'accommoder à la distance des objets éloignés. D'un autre côté, il est également certain que, par un exercice précoce
et journalier des organes de la vue, et en re-
gardant, en plein air, des objets éloignés,
le point visuel s'éloigne, le pouvoir de la
vue s'augmente, et par conséquent, l'habi-

tude de discerner clairement les objets , se
contracte et se fortifie de jour en jour.

On concevra facilement , d'après les observations précédentes , qu'il n'est pas peu important pour la santé des enfans que la nourrice prenne l'air tous les jours , en été comme
en hiver. Plusieurs exemples fâcheux ont prouvé qu'un air impur et stagnant , est lui seul
capable d'exciter les symptômes convulsifs les
plus violens , et par conséquent est une des
causes principales des convulsions qui tuent
tant d'enfans aussitôt après leur naissance.
Ne vaudrait-il pas mieux choisir pour la nourrice l'appartement le plus aëré de la maison
au lieu de chambres étroites , comme cela
se pratique trop souvent dans les grandes familles? La chambre où l'on tient les enfans
devrait au moins être spacieuse , et exposée
aux rayons du soleil , qui , non - seulement
influe sur leur tempérament et leur humeur, mais sert aussi à purifier l'air vicié de
leurs appartemens.

Les personnes , peu accoutumées à réfléchir sur ce sujet , peuvent à peine concevoir
quels effets salutaires , ces moyens simples
qu'on recommande ici , je veux dire , le nettoyement , le bain et l'air de tous les jours ,
produisent sur la constitution et la formation
physique de l'enfant. L'habitude du corps ,

la croissance et l'extérieur des enfans élevés de cette manière , seront tous différens de ceux qu'on tient comme des plantes exotiques dans des serres-chaudes. Pour démontrer plus victorieusement les avantages particuliers du régime que je recommande , je vais exposer le tableau d'enfans ainsi élevés, tableau qui n'est pas de pure fantaisie , mais tracé d'après les faits , et conforme à l'expérience de plusieurs observateurs modernes, aussi-bien qu'à la mienne propre , et à celle d'un respectable médecin Allemand , le professeur Hufland , de Jena , à qui je suis redevable des observations suivantes.

1o. Un enfant dont l'éducation physique a été soignée , de la manière indiquée , devient plus hardi , est moins sensible aux vicissitudes du climat et de la température.

2o. Son corps est droit et robuste , ses membres sont uniformément musclés et bien proportionnés.

3o. Les différens organes se développent dans une succession régulière. Aucune faculté , aucun pouvoir n'empiete sur l'autre. Les dents ne percent pas de trop bonne heure, ni à des périodes irréguliers. L'enfant ne commence à marcher ni trop tôt ni trop tard; et il en est de même à l'égard de la parole. Les facultés mentales elles-mêmes se déve-

loppent plus régulièrement , c'est - à - dire ,
pas trop rapidemment , mais après que les
changemens du corps les plus importans ont
eu lieu. Chaque période de ses progrès vers
la maturité , vient naturellement et graduel-
lement , de sorte que l'enfant reste physi-
quement plus long-temps enfant. Il n'arrive
pas à la virilité avant d'avoir completté le
terme nécessaire de la jeunesse ; ainsi chaque période se trouve , comme la carrière
entière de son existence , considérablement
prolongé.

4°. Ce traitement provoque avantageusement la circulation des fluides , et tous les
mouvemens internes , particulièrement ceux
des poulmons et des intestins , ainsi que les
évacuations ordinaires. Le bain n'est pas
moins avantageux aux enfans sujets à une
constipation habituelle , maladie contre laquelle on ne saurait trop se mettre en garde,
non-seulement pendant l'enfance , mais encore durant toute la vie. Les enfans accoutumés au bain et à l'air frais, ont rarement à
en souffrir.

5₀. La texture de leur chair musculaire
devient solide, la couleur florissante , et le
corps ne paraît ni enflé , ni spongieux , ni
sec , ni maigre. Le teint est animé et frais ;
la tête et le bas ventre sont dans une juste
proportion

proportion avec le reste du corps ; et, chez eux, la disposition aux efflorencences si commune parmi les enfans , est imperceptible.

6o. Les enfans qui jouissent du bienfait du bain, n'ont point cette excessive sensibilité ni cette irritation du système nerveux , qui dégénerent si souvent en spasmes , en accès et en convulsions. Ces irrégularités , dans la première période de la vie , sont la cause principale de l'état pitoyable dans lequel passent toute leur existence, ces personnes malheureuses qui ne sont guères autre chose que des *machines nerveuses , loco-motrics* , ou des êtres passifs qui ne paraissent exister *que pour sentir et ne pas agir.*

7o. Les maladies de la peau , les éruptions, les catharres , les toux, les obstructions , etc. attaquent rarement un enfant convenablement traité ; ou bien ils sont de courte durée, et les crises sont faciles et naturelles.

8o. Les maladies des enfans , qu'on nomme communément dangereuses , telles que la petite vérole , la fièvre scarlatine , etc. qui toutes sont, en dernière analyse , des maladies de la peau , sont plus bénignes dans leurs symptômes et plus faciles à dompter, quand la peau est en pleine vigueur et en pleine santé. Mais comme le traitement ordinaire des enfans la prive de ces deux biens, on ne doit point du tout être surpris du danger ou de la mortalité des enfans dans ces maladies.

9o. On peut recommander encore l'usage de laver et de baigner les enfans , parce qu'il tend à fortifier cette habitude de la propreté , qui , par elle-même, est si digne de louange et si utile , mais qui n'est pas assez générale chez les nations où le bain n'est pas en usage. (a)

Il ne faut pas oublier , pour que les moyens ci - dessus établis , produisent leur plein effet, que tout le traitement de l'enfant doit correspondre et marcher de pair

***

(a) Les Russes , malgré leur ignorance et la grossièreté de leurs mœurs , surpassent les Français et les Allemands plus raffinés par une délicate sensibilité de la propreté et par la pratique du bain. J'ai lu dernièrement dans une lettre d'un étranger que , pendant ses voyages en Russie , il avait loué un naturel pour être son domestique ou postillon. Après plusieurs jours de voyage par un temps chaud , le demi-barbare demanda à genoux à son maître de lui permettre de s'absenter deux ou trois heures pour aller se rafraîchir dans un bain qui lui était indispensable, et dont il sentait le besoin depuis long-temps. Dan ce pays, les paysans possèdent un rafinement de sens, à l'égard de la surface des corps, qui paraît totalement inconnu aux plus élégantes dames des autres pays.

avec la pratique précédente ; sans cela le nettoyement et le bain journaliers , non-seulement pourraient n'être pas d'une grande utilité , mais pourraient quelquefois devenir nuisibles. Il est donc absolument nécessaire de proscrire l'usage des lits de plume , des vêtemens pésans , etc. et d'éviter l'air suffocant des chambres closes , soit qu'une trop grande chaleur ou un atmosphère vicié l'ait rendu tel.

Il n'est point de pratique plus nuisible aux pouvoirs et à l'énergie de l'homme , dans la première période de son développement , que de coucher un tendre enfant sur un lit de plume. Dans cette situation , tous les organes se relâchent considérablement , et nous jettons le germe d'une maladie très-sérieuse , celle d'une peau toujours moîte ; source des fraîcheurs continuelles des maux de dents, des maux de tête , des catarrhes et autres maladies innombrables.

Pour ces raisons et autres semblables , je conseillerais aux parens de coucher leurs enfans, dès le moment de leur naissance , sur des matelas mous et qui n'incommodent point le corps , laissent les mains et les bras en liberté , et ne sont point sujets à exciter un trop grand degré de chaleur. Dans le grand froid de l'hiver , on peut ajouter une couverture , qu'on doit cependant écarter quand la température devient plus douce et l'enfant plus fort. Mais le plus grand mal vient des oreillers de plume , qui , après un certain temps , doivent produire une malpropreté et une odeur désagréable. Ces oreillers sont propres à recueillir et à retenir les vapeurs méphitiques ; et par cette raison sensible , il ne peut être que dangereux de dormir , pendant un an entier , sur une masse d'exhalaisons fétides. On peut aisément éviter cet inconvénient en substituant des oreillers de crin ou de son , auparavant bien battus ; Le mieux est de se servir de son d'avoine : le grand avantage de ces oreillers, c'est qu'ils donnent un libre passage à la moîteur, que , par conséquent , ils restent toujours secs, et qu'ils conservent un degré de chaleur régulier et modéré. On peut les renouveller de temps en temps.

La propreté est une des vertus cardinales de la vie domestique ; elle est essentielle à l'éducation physique des enfans. Je ne puis m'empêcher de remarquer qu'elle est peut-être la seule pour laquelle les parens puissent jamais trop faire. Pour cela nous ne devons pas négliger l'article du linge , dont le fréquent changement est d'une plus grande conséquence que les parens ne peuvent l'imaginer. Un enfant est beaucoup plus sujet à transpirer qu'un adulte. L'effet naturel de cette transpiration , c'est que son linge est plutôt sali et moins propre à être porté. Je conseillerais donc à tous les parens qui peuvent le faire, de donner , tous les jours , à leurs enfans du linge propre et sec. Une preuve indubitable de l'utilité de cette pratique , se tire des exemples d'enfans qui ont été guéris des nœuds , lorsqu'à la première apparition de cette maladie , on leur a donné tous les jours du linge propre , bien sec et par-fois parfumés de l'odeur de genièvre , d'encens pur ou autres substances aromatiques , afin de chasser la moîteur absorbée par le linge. Mais si on ne peut se procurer tous les jours du linge blanc , on doit faire sécher régulièrement, et parfumer , s'il est nécessaire , la chemise de nuit et celle de jour.

Enfin , les vêtemens des enfans doivent être légers ; la tête et la poitrine , durant les premiers mois , peuvent être couvertes, quoique très - légérement ; mais dès que les cheveux sont assez forts pour protéger la tête, il n'est pas nécessaire de leur faire porter des chapeaux ou des bonnets , si ce n'est dans un temps froid ou pluvieux. La poitrine et le cou devant acquérir plus de fermeté , il faut les tenir découverts. Car nos rhumes et nos maux de poitrine viennent de l'absurde usage de porter des pièces d'estomac et des cravattes rembourées.

Je terminerai ces observations par un récit historique, tiré d'Hérodote, lequel servira à prouver clairement l'avantage de tenir la tête découverte. Ce savant et judicieux écrivain nous apprend qu'après la bataille donné, sous le règne de Cambises, entre les Perses et les Egyptiens, on sépara les morts des deux nations, et qu'en examinant les têtes des Perses on en trouva les crânes si minces, qu'on pouvait aisément les percer avec une petite pierre, au lieu que les têtes des Egyptiens étaient si dures, qu'on pouvait à peine les fracturer avec les plus grosses pierres. Hérodote attribue la cause de cette différence remarquable, à la coutume qu'avaient les Egyptiens de raser leur tête dès leur plus tendre enfance, et de la tenir découverte dans toutes les saisons ; au lieu que les Perses la tenaient toujours chaudes, en portant des turbans pesans.

Je desire sincérement que les lecteurs comprennent et pratiquent plus généralement les règles et les observations que je viens de soumettre à leur bonne, foi autant du moins qu'elles s'accordent avec la raison et l'expérience. Je ne suis cependans pas disposé à croire que des plans de réforme subite soient les plus propres à réussir , et je ne me dissimule point les difficultés qu'on doit s'attendre à rencontrer lorsqu'on attaque les vieux préjugés enracinés , dans l'espérance de les vaincre tous à la fois. Car quand je serais assez heureux pour substituer des opinions plus saines et des pratiques meilleures, à la place de celles déjà établies, cependant , à moins que l'esprit n'eût été préparé à ces changemens par une culture philosophique, il est plus que probable qu'une prompte rechûte dans les premieres erreurs , en serait la conséquence infaillible. L'histoire de notre temps a , dans quelques exemples récens , évidemment confirmé la vérité de cette assertion. On a vu même l'autorité publique insuffisante pour produire dans les mœurs et dans les coutumes d'un peuple superstitieux une réforme salutaire. Le philantropique, mais faible empereur Joseph II, fut obligé de céder au torrent du préjugé populaire ; et en dépit de sa raison plus éclairée, de repousser souvent des mesures dictées par une saine philosophie. Ses sujets opiniâtres et bornés n'étaient pas encore mûrs pour ces utiles innovations. Notre siècle n'est pas assez docile pour faire les améliorations que suggérent tous les jours les progrès rapides et constans de la science. C'est d'après cette seule disposition des esprits qu'on peut expliquer le contraste fréquent et sensible qu'on apperçoit dans les choses les plus importantes de la vie , comme dans celles qui le sont moins , entre les théories et les pratiques dominantes. La plus grande partie du peuple , par son indifférence naturelle pour la littérature , et par son aversion pour les réflexions sérieuses , oppose toujours ses anciens préjugés à tout ce qui a l'air de nouveauté ou d'amélioration. Il est probable que plus d'une génération passera avant qu'une partie même des utiles avis répandus dans les écrits modernes , à l'égard de la santé et de l'économie domestique puisse être mise en pratique. Tous les avantages quelconques qu'on peut obtenir par l'instruction populaire , dans ce qui a rapport au traitement des enfans , ne peuvent être introduits que par degrés. On ne doit pas rejetter brusquement et précipitamment l'ancien traitement consacré par le temps ; mais on peut , avec de la prudence et de la modération , changer les vieilles coutumes, et procéder ainsi , de proche en proche , en étendant les limites de la raison et de la vérité. Une transition graduée d'un état de

choses mauvais à un meilleur , est ordina-
rement plus sûre et plus constante. Combat-
tons donc d'abord les notions et les préjugés
les plus dangereux ; le triomphe d'un seul
préjugé , s'il est complet , est une victoire
importante , parce qu'il facilite celui de plusieurs autres , qui lui sont plus ou moins
liés.

Je ne prétends point , par mes efforts ar-
dens pour mettre le lecteur en garde contre
des préjugés invétérés, lui faire croire qu'un
état de santé parfait et permanent est com-
patible avec l'organisation délicate et les
fonctions complexes du corps humain ; je
sais trop que sa condition la plus heureuse
est toujours voisine de la maladie , et que ,
dans la plénitude ou l'abondance de nos
fluides, il y a toujours des germes de trouble.
On ne peut trouver parmi les mortels une
perfection absolue , soit au physique , soit
au moral. Ciceron , en parlant de l'homme ,
comme d'un agent moral , confirme cette
proposition avec autant de vérité que d'énergie quand il dit : « L'homme le plus vertueux
» n'est point celui qui ne commet point de
» fautes ; mais je regarde comme le plus ver-
» tueux celui à qui sa conscience en repro-
» che le moins ».

CHAPITRE PREMIER.

Recherche des moyens employés chez les différentes nations dans la vue de prolonger la vie humaine. — Revue historique de cet intéressant sujet dans les différens siècles, et des succès qui ont suivi les différens efforts des nations et des individus. — Abrégé des conditions requises pour atteindre d'une vie longue et pleine de santé. — Observations, règles et précautions déduites de l'expérience des siècles. — Symptômes de mort actuelle. — Sommaire d'un système diététique ; explication de son but et de la grande diversité des objets compris dans cette science.

Le plus grand bien de cette vie étant la jouissante d'un esprit sain dans un corps sain, il est raisonnable de consacrer une partie de son temps et de son industrie à la recherche des objets utiles et pratiques qui peuvent contribuer à améliorer et à assurer un état si désirable.

Tant que les diverses fonctions du corps humain, ses mouvemens volontaires et involontaires s'exécutent avec facilité et sans interruption, on dit ordinairement qu'il est dans un état de santé ; le cas contraire s'appelle état de maladie. Je dirai plus et j'avancerai que quand nous ne nous sentons pas surchargé du poids de notre machine et que nous ne sommes pas disposés à réfléchir avec inquiétude et tourment sur sa condition physique , nous avons alors le droit de regarder notre santé , comme étant dans un état parfait.

Quoique nous soyons exposés à des attaques de maladie d'une infinité d'espèces , nous avons pourtant de nombreuses raisons de contempler avec satisfaction les vicissitudes de la vie humaine ; car , même dans l'état imparfait et présent des choses , nous trouvons des consolations plus que suffisantes à nos peines. On a justement lieu d'être surpris , en considérant les innombrables accidens auxquels nous sommes exposés tous les jours et à toutes les heures , que l'homme si frêle et si faible reste en santé durant la plus grande partie de sa vie ; et plus encore , que le nombre des individus bien portans surpasse de beaucoup celui des malades. Mais notre étonnement croîtra bien davantage si nous faisons attention au défaut de réflexion et de circonspection qui caractérise la conduite des hommes , en général, à l'égard du traitement de leur corps, qui échappe si souvent aux dangers que ses mains lui préparent. Mais la bienfaisante nature répare souvent nos torts , sans que nous nousen doutions, parses efforts salutaires; Elle concourt puissamment avec l'art , quand on l'employe à rétablir dans le système cette harmonie et cet ordre que l'imprudence ou l'inadvertance ont troublés. Nous sommes principalement redevables de ce rétablissement à son pouvoir réparateur , sur-tout si les souffrances résultantes de l'ignorance ou de l'obstination, sont moins cruelles que l'étendue du mal ne semblait le faire craindre.

On a de temps en temps imaginé des remèdes , non-seulement pour servir de panacée contre toutes les maladies, mais on en a encore imaginé , dans le faux espoir de prolonger la vie. Ces derniers ont été appliqués , dans la vue de résister ou d'arrêter plusieurs opérations de la nature qui consument insensiblement le principe vital et les fonctions les plus essentielles de la vie , telles que la respiration , l'irritation musculaire , etc. Ainsi la crédulité implicite des uns et l'imagination exaltée des autres , ont donné lieu à une multitude d'observations et d'expériences incompatibles avec la saine philosophie , et cela dans le dessein avoué d'établir des preuves ou des réfutations de telle ou telle opinion absurde. Le fanatisme, l'imposture ont, de cette manière, falcifiés

les vérités les plus claires ou formé des pré-
tentions les plus mal fondées et les plus ridicules ; de sorte qu'une absurdité manifeste
servait à en combattre une autre , et que
la folie succédait à la folie. De tout cela il
est résulté un fonds de matériaux qui a été
transmis à la postérité , et qui est suffisant
pour en former une histoire concise.

Dans tous les siècles on a justement attaché du prix à une longue vie , et ce prix a
été plus ou moins estimé , en proportion des
moyens de jouissance. Si la satisfaction de
l'appétit sensuel formait le principal objet
de la vie , sa prolongation devrait être aussi
désirable pour l'épicurien comme l'est pour
le moraliste et pour le croyant , la perspective d'une vie future au-delà du tombeau.

Dans l'ancien testament la promesse d'une
longue vie est présentée comme une des
sources de consolation la plus importante ;
et conformément aux principes du christia-
nisme, une longue persévérance à faire le
bien , ou en d'autres mots une longue vie
riche en bonnes œuvres , est le plus sûr
garant de l'espérance et d'un état plus heureux dans un monde futur. Aussi le desir
d'une prompte fin de la vie , dans ce monde ,
est-il un de ces écarts dans lequel les personnes privées de raison ou de courage , ou

tourmentées d'une anxiété extrême , sont seules sujettes à tomber. Le desir d'une longue vie paraît inné dans toutes les créatures animées , et particulièrement dans la race humaine. Nous le nourrissons pendant tout le temps de notre existence, et souvent nous l'augmentons , non-seulement par des moyens légitimes , mais aussi par différentes voies illicites.

Les Orientaux ne doutèrent jamais, même dans les temps les plus réculés, de la possibilité de prolonger la vie humaine. Un des moyens les plus anciens dont on se souvienne, est de placer les vieillards et les gens décrépits dans le voisinage d'une atmosphère chargée des exhalaisons d'une jeunesse florissante. Il est assez probable que la coutume dominante alors, en Orient, de flatter l'imagination par de brillantes images, et de séduire l'esprit par des fictions poëtiques, a porté d'abord les hommes à former et à entretenir cette singulière opinion. Les Orientaux comparaient la fleur de la jeunesse , et particulièrement celle de la beauté jouissant de la santé , aux roses , aux lys et aux autres belles fleurs. On l'introduisit dans les descriptions allégoriques , pour représenter les épices, les beaumes, les huiles odoriférantes, et on en fit le sujet des pastorales et autres poëmes. Combien ne fut-il pas aisé alors de croire que les exhalaisons des personnes vigoureuses et saines, devaient être très-propres à soutenir la caducité, et que, semblables aux beaumes odoriférans de l'Orient, elles étaient capables d'amollir la rigidité des fibres et de donner à la vieillesse un nouveau degré de force et de santé. L'histoire du roi David nous fournit un exemple frappant de ce procédé réviviliant.

Nous trouvons dans les écrits des anciens médecins, différens récits qui nous apprennent que cette méthode fut toujours la ressource favorite des infirmes épuisés par l'âge. Les médecins modernes font aussi mention de cette pratique, et le célèbre Boerhaave nous apprend qu'il conseilla à un Bourguemestre d'Amsterdam, vieux et décrépit, de dormir entre deux jeunes personnes, et que ce vieillard, qui succombait auparavant sous le poids des infirmités, recouvra sensiblement la force et la gaieté.

D'un autre côté on a observé que les jeunes personnes qui dorment avec des vieillards, deviennent faibles et languissantes. Il est cependant évident, d'après des recherches plus exactes, que la plûpart, et peut-être tous les bienfaits que les vieillards retirent de cet expédient, ne sont que l'effet de l'imagination , et de son pouvoir étonnant dans le corps. C'est ce pouvoir, qui, selon moi, renouvelle la flamme languissante de la vieillesse , et qui peut la conserver quelque temps dans cet état de rénovation , pourvu qu'il soit soutenu par un régime approprié , et par d'autres circonstances qui le favorisent. Nous voyons souvent un vieillard affaibli et décrépit prendre un aspect agréable , et souriant quand une jolie personne , pleine de graces et de charmes, s'entretient avec lui. Les images les plus riantes se présentent alors à son imagination , les pouvoirs de la vie renaissent , pour ainsi dire , et se portent sur un objet. On ne peut nier que ces moyens de ranimer la vieillesse ne puissent avoir un effet favorable sur la santé (10).

C'est cependant se tromper évidemment , que de croire que la viguenr de la santé et la fleur de la jeunesse peuvent se transfuser dans le corps d'un vieillard , par une transpiration insensible , ou par les exhalaisons. Je prouverai dans le chapitre suivant , en traitant de l'air et de la température , que tout être vivant vicie nécessairement , plus ou moins , l'air par son halene , et que l'atmosphère , ainsi imprégnée , n'est plus respirable pour d'autres, parce que chaque expiration

expiration contient des particules séparées des poulmons , et non-seulement inutiles , mais nuisibles au corps. Comment se peut-il donc faire que des matières ou substances qui seraient nuisibles à un corps , si elles y étaient retenues, deviennent utiles à un autre à qui elles seront communiquées? ou bien , suppose-t-on que les parties aqueuses des exhalaisons insensibles du corps d'une jeune personne puissent humecter et rafraîchir les fibres desséchées d'un vieillard ? Nous avons pour cela des remèdes beaucoup plus purs et plus efficaces. La chaleur naturelle est le seul moyen de produire un effet si salutaire ; elle est seule capable d'exciter l'énergie languissante de la vie ; et je crains qu'à cet égard nous ne devions approuver la méthode des anciens.

Quand de jeunes personnes vivent ou dorment avec des vieillards et qu'elles deviennent faibles et infirmes, (ce qui n'a cependant pas toujours lieu) cette faiblesse et cette infirmité viennent d'une autre circonstance, c'est-à-dire , de l'absorption des particules nuisibles du vieillard ; mais il ne s'en suit nullement que celui-ci attire le principe vital de la jeune personne. Quoique le *calorique libre* , ou la matière de chaleur passe probablement du jeune corps dans le vieux , ce pendant cette transfusion doit , en certaines circonstances , être plutôt à l'avantage qu'au désavantage du premier ; car cette privation de calorique superflu est souvent utile et salutaire.

Je vais maintenant examiner les différens moyens qui ont été adoptés pour la prolongation de la vie humaine.

Les Egyptiens , qui vivaient dans un pays qu'une chaleur intense et de fréquentes inondations rendaient mal - sain , ne pouvaient ignorer long temps la longévité comparative de leurs voisins septentrionaux , les Grecs. Après avoir fait d'inutiles tentatives pour découvrir la vraie cause de leur courte existence et pourvoir aux moyens de la détruire , ils devinrent, à la fin , assez crédules pour s'imaginer qu'avec l'usage constant des sudorifiques et des émétiques , ils possédaient le grand secret de prolonger la vie. L'air d'Egypte imprégné de parties aqueuses et nuisibles , arrêtait non-seulement la transpiration , mais donnait aussi naissance à diverses maladies épidémiques. Les sudorifiques étaient alors nécessaires et convenables ; les émétiques même , en excitant une forte commotion dans tout le système , rétablissaient souvent l'activité des vaisseaux cutanés et produisaient ainsi , dans ces maladies , un effet salutaire.

En conséquence , il s'établit dans cette con-
trée une coutume générale de prendre , au
moins , deux émétiques par mois , de demander à ses connaissances et à ses amis comment ces médecines avaient opéré et de se
visiter dans ces occasions. Je n'ai pas besoin
d'observer que cette singulière méthode de
prolonger la vie ne peut être proposée comme
un modèle à imiter ; que la coutume périodique de prendre des médecines rend leur
fréquent usage nécessaire , qu'elle détruit leur
efficacité et qu'il appartient au médecin seul
de déterminer quand et comment on doit les
administrer.

Les Grecs vivaient dans un pays plus sain
et plus pittoresque ; leurs idées , à l'égard de
la structure et des fonctions du corps humain , étaient plus correctes et plus conformes à la nature. Leurs philosophes et leurs
médecins étaient plus éclairés et moins imbus
de préjugés que ceux d'Egypte ; ils n'étaient
pas , comme eux , soumis à l'influence capri-
cieuse d'une imagination sauvage trop souvent désordonnée par le fanatisme. La nature ,
déployant tous ses charmes et présentant dans
ce pays des scènes sublimes et magnifiques ,
les invitait par-tout à jouir d'un air libre et
pur. Les effets de cet air , sur leurs nerfs éminemment épanouis, se trouvant combinés avec

un excellent système d'exercices du corps, devenaient le meilleur spécifique contre les ravages du temps et pour prolonger une vie active et pleine de santé. Dans cette vue bienfaisante, on avait imaginé, pour donner au corps des mouvemens très-variés et très-utiles, des méthodes et des règles. Les exercices athlétiques étaient merveilleusement adaptés aux différentes constitutions, situations et âges de la vie, et les Grecs célèbres par leur sagacité, parvenaient, dans l'art gymnastique, à un degré extraordinaire de perfection.

On ne peut disconvenir du grand avantage de ces exercices corporels, quand on considère combien le défaut d'activité, de mouvement et de force nerveuse fait mourir d'individus d'une mort prématurée, quoique leur organisation ne soit en rien défectueuse. D'ailleurs, un corps endurci à un exercice fréquent et laborieux, est moins susceptible d'être affecté par les causes extérieures de maladies.

Les Grecs, par l'institution systématique de leur gymnastique, s'efforçaient de guérir les maladies, dès leur naissance, ou du moins d'en arrêter les progrès ultérieurs. Ils faisaient mouvoir le malade en lui faisant prendre différentes positions. Ils exécutaient sur toute la surface du corps une légère friction, et ils

employaient diverses méthodes pour prévenir
la langueur des membres, en stimulant l'énergie musculaire.

Cette méthode doit procurer de grands
avantages aux personnes maigres , relâchées
et dont l'organisation manque d'un degré suffisant de tension et de tonicité ; mais je ne
crois pas qu'il soit nécessaire de prouver
qu'elle ne peut être convenablement appli-
quée à toutes les maladies. On ne peut pas
supposer qu'un surcroît d'exercice soit propre à fortifier et à rafraîchir un voyageur
épuisé.

Les méthodes modernes d'affermir le corps
par le fréquent usage du bain froid , l'exposent à toutes les vicissitudes du climat et de la
saison ; et les divers moyens de supporter la
fatigue du corps , par les voyages à cheval
et à pied qu'on recommande si indiscrettement à notre jeunesse ardente , ne peuvent ,
en aucun cas, fortifier ni rendre indestruc-
tible la structure humaine. Tous ces violens
efforts tendent , au contraire , à amener les
ravages de l'âge beaucoup plutôt qu'ils ne
devraient paraître ; les articulations et les
muscles deviennent plus sujets à contracter
un degré ordinaire de roideur et de rigidité.
Charger un jeune homme de fardeaux dispro-
portionnés à son âge , lui imposer des tâches

(70)

d'hommes, ne peut jamais être un très-bon moyen de l'endurcir ou de le préparer à une vie longue et active (11).

De ces considérations, on peut inférer, avec sûreté : 1°. que le bain froid, les exercices gymnastiques, toute fatigue du corps et tous les moyens d'affermir et de fortifier la constitution, ne peuvent être employés qu'avec certaines restrictions ; c'est-à-dire, qu'on doit avoir égard aux cas et aux circonstances particuliers ; 2o. qu'on ne doit recommander ni universellement, ni indistinctement ces remèdes violens, comme des moyens de prolonger la vie.

Ne refusons cependant pas à ce peuple ingénieux, que nous ne connaissons que par ses ouvrages inimitables, les éloges qu'il mérite. Quoiqu'on ne puisse introduire, avec sûreté, parmi nous, la méthode des Grecs, sans y faire de grandes et nombreuses exceptions, nous devons pourtant leur rendre cette justice, que, dans leurs opérations pour affermir le corps, ils procédaient d'une manière plus circonspecte, plus graduée et plus judicieuse que les modernes ne semblent vouloir le faire. Tout changement subit produit, dans le corps, une sorte de révolution, qui est toujours nécessairement accompagnée d'une dépense de force proportionnée à la violence du choc.

Plutarque avait, sur les moyens de conserver et de prolonger la vie, des idées nettes et raisonnables, dont sa propre expérience lui confirme la vérité, pendant une longue suite d'années heureuses. Il conseille de se tenir la tête froide et les pieds chauds, de ne pas prendre de médecine à la moindre indisposition, mais de laisser la nature se soulager elle-même en faisant diette pendant un jour, et de se conserver l'esprit libre et tranquille. Ces excellens préceptes renferment beaucoup de science, et ils seront aussi long-temps précieux que la nature humaine sera la même. L'attention qu'on doit avoir pour l'esprit, toute louable qu'elle soit, ne doit pas nous faire négliger le soin du corps; l'étroite connexion, qui existe entr'eux, exige que nous leur donnions, à l'un et à l'autre, des soins et une attention convenables. Un esprit malade agite et tourmente le corps, dans la même proportion qu'un corps malade tourmente l'esprit. Ces effets et ces tourmens réciproques sont inévitablement suivis de l'épuisement du principe vital. Le conseil, que donne Plutarque, de se tenir la tête froide et les pieds chauds, est conforme à la raison et à l'expérience. Qu'on ne s'imagine pas cependant que, dans la seule observance de ces préceptes, consiste le grand secret de prolon-

ger la vie. La vie n'est pas uniquement con-
centrée dans la tête et dans les pieds. Il est
vrai qu'ils peuvent avoir , sur tout le corps ,
une influence salutaire ou dangereuse , et ,
à cet égard , ils méritent toute notre attention ; mais les autres parties du corps ne doivent pas , pour cela , être négligées.

Me voici parvenu à une époque , dont il est
aussi pénible que dégoûtant de retracer l'ignorance et la barbarie. Je veux parler des siècles
du moyen âge , où les progrès de la véritable
science furent arrêtés par les conceptions les
plus absurdes et les idées les plus puériles ;
où les conjectures , les caprices et les rêve-
ries , prirent la place des connaissances les
plus utiles et des vérités les plus importantes ; où la chymie , cette science si nécessaire
pour expliquer les phénomènes des substances connues ou inconnues , fut principalement étudiée par des jongleurs et des empy-
riques, où leurs systêmes, pleins d'une méta-
physique insensée et composés de matériaux
les plus grossiers et les plus hétérogènes, ser-
virent plutôt à nourrir la superstition , qu'à
établir des faits et à éclaircir des vérités utiles ; où les remèdes universels , sous toute
sorte de formes , trouvèrent des avocats et
des dupes ; où le champ de l'observation et
de l'expérience fut abandonné pour des spé-

culations imaginaires, des hypothèses obscu-
res, sans cesse abandonnées pour faire place
à d'autres qui n'étaient ni plus utiles, ni plus
intelligibles.

On se doute bien que, dans ces siècles
d'ignorance, les moyens de prolonger la vie
ne furent plus conformes aux lois de la nature. L'hygiène, alors, fut soumise à la chymie, ou plutôt au système confus de l'alchy-
mie. On regarda la *matière originelle* comme
la cause élémentaire de toute chose; on espéra,
par son moyen, opérer des miracles, trans-
muer sa base en riches métaux, métamor-
phoser l'homme, dans son état animal, à
l'aide de procédés chymiques ; le rendre plus
durable, et le garantir d'une dissolution prochaine. Des millions de vaisseaux, de cor-
nues, de phioles furent exposés à l'action du
feu le plus violent, ou de la chaleur naturelle
du soleil. On les employa à la manipulation
des substances les plus fétides, dans le dessein d'en tirer cette matière originelle, ou
de se la procurer par la putréfaction.

Comme on a toujours attaché le plus grand
prix au métal appellé *or*, ces grossiers philosophes, par une ridicule analogie, conclu-
rent que sa vertu, à l'égard de la conservation de la santé, devait également surpasser
celle de tous les autres remèdes. L'art illu-

soire de le dissoudre pour le rendre potable,
et pour l'empêcher de se convertir de nouveau en métal, occupa une infinité de vi-
sionnaires, non-seulement dans des réduits
cachés, mais encore dans les magnifiques la-
boratoires des palais des grands. Des souve-
rains, des magistrats, des conseillers et des
imposteurs attaqués de la phrénésie commune, entrèrent en amitié et en alliance,
formèrent des sociétés particulières, et quelquefois portèrent l'extravagance jusqu'à s'engager, eux et leurs héritiers, dans des dettes
ruineuses. On ne peut douter que l'objet réel
d'un grand nombre, ne fût de satisfaire leur
avarice et leur desir de s'aggrandir ; mais ce
funeste motif était caché, sous l'apparence
spécieuse de chercher un remède qui servit
à conserver la santé des uns et à la rendre
aux autres. Il y en eût portant quelques-uns
que guidaient des motifs plus honorables ; et
qui n'étaient animés que par leur zèle pour les
intérêts de la vérité, et pour le bien-être de
leurs semblables. Le peuple, dans quelques
pays, particulièrement en Italie, en Allemagne et en France, se réfusait souvent les
choses nécessaires à la vie, pour se procurer
des gouttes de teinture d'or, que lui ven-
daient des chimistes superstitueux ou fripons.
Et ceux-ci étaient si persuadés de l'efficacité

de ce remède , qu'ils le présentaient comme la seule et la plus ferme espérance de guérison pour toutes les maladies. Mais on attendait en vain l'effet bienfaisant de ces promesses si positives. La mort qui soumet tout ne voulut point se laisser dompter par l'or , et la maladie refusa d'entrer en accommodement avec la divinité puissante , qui préside à l'industrie et ou commerce des nations.

Cependant , comme ces expériĕces si variées et presque sans nombre , donnaient souvent lieu à des inventions utiles dans les arts et dans les manufactures ; et comme plusieurs remèdes chimiques , d'un prix réel , étaient quelquefois le résultat de ces opérations , ces découvertes servaient à fixer constamment l'attention générale , sur ces hardis manipulateurs. Nous devons , en effet , à leurs travaux curieux , ou plutôt, peut-être, au hasard , plusieurs remèdes précieux, dont on ne peut contester l'excellence , mais dont l'usage et l'application exigent , néanmoins, plus de précaution , et la recherche de leur nature et de leurs propriétés plus de sagacité et de soin , que leurs inventeurs ne pouvaient ou ne voulaient en apporter.

Tous leurs efforts pour prolonger la vie , par des moyens artificiels , ne purent être

suivis d'effets bienfaisans, et l'application des
remèdes ainsi découverts dût nécessairement
devenir, dans plusieurs cas, préjudiciable
à la santé des malades. Il suffira, pour prouver cette assertion, de donner un léger apperçu des faiseurs d'or, des rose-croix, des
manufacturiers de sels astraliens, de gouttes
de vie et de teintures d'or, des rechercheurs
de la pierre philosophale, etc. etc. etc. Quelques-uns de ces enthousiastes s'imaginaient
que la vie ressemblait à une flamme qui donnait au corps la chaleur, l'esprit et l'ame.
Ils s'efforçaient d'entretenir et d'augmenter
cette flamme, et de fournir le corps de matières, propres à la nourrir, de la même manière qu'on verse de l'huile dans une lampe
allumée.

D'autres croyaient avoir trouvé dans l'air
si nécessaire à la vie de l'homme, quelque
chose d'invisible et d'incorporel. Ils préten-
daient saisir, rafiner, réduire et *matéria-
liser* ce quelque chose indéfinissable, et par-
là le rendre propre à être avalé, en forme
de poudre ou de gouttes. Selon eux, il pouvait, par sa vertu pénétrante, s'insinuer dans
toute la structure animale, la fortifier, et
par conséquent, la rendre plus durable.

De troisièmes poussèrent la discrétion jusqu'à croire qu'ils pouvaient se dépouiller des

propriétés de la matière, pendant cette vie ; qu'ainsi ils seraient à l'abri des approches graduelles de la dissolution à laquelle tout corps animé est sujet, et que fortifiés de cette manière, ils pourraient, sans quitter leur enveloppe terrestre, s'associer, à volonté, avec les habitans du monde intellectuel.

Les livres saints eux-mêmes furent interprétés et commentés par des alchimistes, afin de les faire servir à leurs desseins intéressés. Ils traitèrent les faits historiques et incontestables que renferment ces livres sacrés, comme des symboles hyérogliphiques de procédés chimiques ; et ils appliquèrent, d'une manière coupable et blasphématoire, les vérités fondamendales de la religion chrétienne, aux projets de faire de l'or et de distiller l'élixir de vie.

Loin de pouvoir servir à prolonger la vie, les productions de l'alchimie ont plutôt une tendance contraire. Tous les remèdes qu'elle offre, sont échauffans et stimulans ; ceux qui en prennent, se sentent pendant quelque temps plus dispos, et croyent, pour cela, être plus vigoureux et plus jeunes, par ce qu'en effet ces remèdes donnent, comme le vin, les liqueurs et tous les autres stimulans, une nouvelle impulsion aux sentimens de la vie. Mais il ne faut pas confondre cette aug-

mentation de sentiment avec celle du pouvoir de vie. On peut même assurer que l'augmentation des sensations vitales accélère la
carrière de la vie même et épuise plutôt son
principe , et que par conséquent elle abrége
nécessairement la durée de la vie.

Je ne dois pas omettre de dire que ces remèdes exaltent le pouvoir sensitif de l'homme , le prédisposent à la sensualité , l'excitent aux excès de toute espèce , le portent
à faire un exercice continuel ou excessif,
tels que la danse et autres semblables , et
hâtent ainsi , par des conséquences irrésisti-
bles , la dissolution du corps. Ce qui , par
exemple , doit être , selon le cours naturel ,
dépensé et consummé , en trois jours , est
peut-être dissipé , en quelques heures de
plaisir. Cette perte prématurée est suivie de
relâchement , de dégoût , d'ennui , et peut-
être d'aversion pour la vie , et il faut une
nouvelle dose de stimulant pour redonner la
première vivacité artificielle. Ceux qui prennent ces remèdes éprouvent la même chose
qu'un débauché, qui le lendemain d'une nuit
d'excès sent tout son corps rélâché et dans
une torpeur et un tremblement universels ,
en sorte qu'il est obligé de prendre une nouvelle dose de sa liqueur favorite avant qu'il
puisse vaquer avec succès à quelqu'affaire
sérieuse.

Ces essences, ces baumes, ces teintures de vie, et tous ces moyens fameux de prolonger la vie, sont d'autant plus dangereux qu'ils contractent les petits vaisseaux, si nécessaires à la conservation de la vie, autant qu'à la réparation des pertes du corps, et les rendent ainsi inhabiles à exécuter leurs fonctions. Delà la rigidité, ou la roideur et le desséchement ; le corps s'use et les symptômes de la vieillesse paraissent beaucoup plutôt qu'il n'aurait fait sans cela. Rarement l'homme est dépourvu des choses nécessaires à entretenir la vitalité, chaque respiration d'air, chaque particule d'aliment que nous avalons, est un nouveau soutien de la vie ; mais dès que la *susceptibilité* ou le *pouvoir de recevoir*, ces supplémens devient languissant, on peut alors se regarder comme inhabile aux fonctions vitales, et tous les remèdes de la nature et de l'art sont insuffisans pour procurer du soulagement. Celui qui cherche dans les productions alchimiques, dans les élixirs, dans les essences balsimiques, etc. des supplémens de vie, éprouvera, tôt ou tard, mais toujours prématurément le défaut de susceptibilité. Cet impudent Théophraste Paracelse qui se vantait de posséder la pierre d'immortalité, mourut dans sa cinquantième année ! son souffre végétal était

un remède échauffant et stimulant , semblable à la liqueur anodyne d'Hoffmann. (12)

On envahit aussi le monde intellectuel et
l'on somma , pour ainsi dire , les esprits de
contribuer à la prolongation de la vie humaine. On supposa qu'ils dominaient dans
l'air , dans le feu , sur la terre et dans l'eau ;
on les divisa en classes distinctes , et on leur
assigna à chacun des services particuliers.
On employa divers moyens de prévention
pour se soustraire à l'influence des esprits
malfaisans ; et l'on soumit à une sorte de
servitude volontaire les esprits bons et tuté-
laires. On espèra et on demanda à des êtres
invisibles des moyens visibles de secours, de
richesses , de santé , d'amis et d'une longue
vie. Ainsi les pauvres esprits furent tour-
mentés , quelquefois sévérement punis , et
même misérablement pendus en effigie ,
quand ils se montraient défavorables ou qu'ils
manquaient de loyauté.

Le passage d'un genre de folie à un autre
est facile ; ainsi l'on ne peut être surpris des
illusions choquantes , des amulettes métalli-
ques d'une forme particulière auxquelles on
attribuait , par une sorte d'influence magi-
que , le pouvoir et la protection de la pla-
nète respective. On croyait que ces charmes
possédaient assez de vertu pour conjurer les

mauvais

mauvais effets , présagés par une heure mal-
heureuse de la naissance , pour faire parvenir aux honneurs et aux richesses , et pour
faire prospérer dans le commerce et dans le
mariage. Les soldats Allemands, dans ces siècles d'ignorance et de superstition , croyaient
qu'en portant au tour du cou la figure de
Mars , jettée en moule et gravée , sous le
signe du scorpion , cette amulette les rendait
invulnérables , et leur assurait le succès dans
toutes leurs entreprises militaires. Aussi
trouvait-on sur chaque soldat tué ou fait pri-
sonnier des amulettes semblables.

Mais quittons un sujet qui ne présentant
que de pareils égaremens de la vérité et de
la raison , ne peut exciter que le dégoût. Il
sera beaucoup plus agréable de citer des
exemples qui fourniront une preuve satisfai-
sante , que l'esprit humain n'a jamais été entièrement et universellement dégradé , et
qu'il a toujours existé quelques hommes , en
petit nombre à la vérité , qui n'ont point
porté le joug du préjugé populaire , et dont
les talens supérieurs et les vertus les mirent
à l'abri de la folie ou de la dépravation générale. On trouve un exemple mémorable de
ce rare mérite dans le noble Vénitien Lewis
Cornaro, dont l'histoire est une preuve frappante de cette agréable et instructive vérité;

F

que la nature abandonnée à elle-même, ou, en d'autres mots, qu'un genre de vie et une diète, convenablement adoptés et régulièrement suivis, opèrent de grandes choses ; et qu'une constitution dérangée et même chancelante, peut encore être rétablie et conserver, pendant un grand nombre d'années, sa vigueur et sa santé,

Cornaro avait mené une vie d'Epicurien et de libertin lorsqu'il entra dans la quarantième année de son âge. Son tempérament était tellement affaibli par les coliques, les rhumatismes, les fièvres, etc. que ses médecins assurèrent qu'il ne pouvait vivre plus de deux mois, qu'aucun remède ne pourrait empêcher cette catastrophe, et que le seul moyen possible de conserver sa vie serait de se soumettre régulièrement à un régime frugal. Cornaro suivit ponctuellement cet avis ; peu de jours après son plan de réforme, il apperçut des signes certains de convalescence, et au bout d'un an, non-seulement il fut complettement rétabli, mais il se trouva même dans un meilleur état de santé dont il eût jamais joui dans aucun temps de sa vie. Il résolut donc de s'astreindre à un regime encore plus sévère, et de ne prendre que ce qu'il jugea absolument nécessaire au soutien de son existence. Ainsi,

pendant six ans , il se borna à douze onces
de nourriture par jour , y compris le pain et
les autres alimens , et à treize onces de
boisson. Il observa aussi , pendant ce long
période , d'éviter soigneusement toutes sortes d'excès , une chaleur et un froid trop in-
tenses et des passions violentes. L'observance rigoureuse et uniforme de cette diète
modérée , rendit non-seulement à son corps,
mais encore à son esprit un ton si déterminé
qu'aucun accident ordinaire ne pouvait les
affecter. Dans un âge très-avancé , il perdit
un procès qui l'entraîna dans de grands frais
et fit mourir de chagrin deux de ses frères ;
mais il conserva toujours sa santé et sa tranquillité ordinaire. Sa voiture fut un jour ren-
versée et traînée ainsi par ses chevaux , cet
accident lui disloqua les bras et les jambes ;
mais en suivant toujours son régime , et sans
prendre aucun remède, il fut rétabli en très-
peu de temps.

L'exemple suivant est une preuve frappante des dangereux effets qui accompagnent
toujours la plus légère déviation d'une longue habitude. Quand Cornaro eut atteint sa
quatre-vingtième année , ses amis obtinrent
de lui qu'il ajouterait une petite quantité à sa
nourriture journalière. Ils prétendirent que
son grand âge exigeait nécessairement ce

surcroît. Quoiqu'il ne goûtât pas cette raison, et qu'il fût persuadé que la diminution graduelle de nos forces est toujours accompagnée d'une altération semblable dans les pouvoirs de la digestion, et que nous devons plutôt diminuer qu'augmenter notre nourriture, en proportion du déclin de la nature, cependant il céda aux sollicitations de ses amis, et augmenta sa nourriture de douze à quatorze onces, et sa boisson de treize à seize. « Il y avait à peine dix jours, dit il, que j'avais adopté le nouveau genre de vie, que je sentis mes esprits visiblement affectés. Un état fébrile succèda à mon ancienne gaieté ; je devins à charge à moi-même et aux autres ; ce changement fut bientôt suivi de symptômes plus alarmans. Le douzième jour je fus attaqué d'un point de côté qui dura vingt-quatre heures, et je me sentis aussitôt après travaillé d'une fièvre violente, qui continua avec la même fureur pendant trente-cinq jours, et fit désespérer de ma vie. Graces à Dieu, je repris mon premier régime, je me rétablis de ce nouvel échec, et je jouis maintenant, dans ma quatre-vingt-troisième année, d'une santé et d'une sérénité parfaites. Je puis monter à cheval, sans secours ; je puis grimper des précipices escarpés, et il n'y a pas long-temps que j'ai fait une comédie pleine de gaieté et de railleries innocentes. Quand je rentre chez moi, après avoir vaqué à mes affaires particulières, ou avoir assisté au conseil d'état, j'éprouve une satisfaction inexprimable dans la compagnie de mes petits enfans, au nombre de onze, dont l'éducation, l'amusement et les chants font le charme de ma vieillesse. Je me joins souvent à leurs chants, car ma voix est aujourd'hui plus forte et plus claire que je ne l'ai jamais eu dans ma jeunesse, et parce que mon bonheur n'est troublé ni par les maladies, ni par la morosité, ni par la mélancolie, si ordinaires aux vieillards intempérans. » Avec cette heureuse disposition du corps et de l'esprit, Cornaro atteignit sa centième année. Cependant cet exemple mémorable des bons effets de la tempérance, n'a, jusqu'ici, trouvé que très - peu d'imitateurs.

Il y eut un autre période pendant le quel la saignée devint d'un usage général, et obtint un grand crédit, parce qu'on la regarda comme un des moyens les plus efficaces de prolonger la vie, et qu'on regardait la surabondance et l'état vicié du sang, ou ce que les médecins appellent habitude pléthorique, comme une cause principale d'une dissolution précoce. On supposait qu'en ouvrant ainsi régulièrement les veines, à certaines saisons, le sang superflu ou vicié devait s'échapper et laisser derrière lui celui d'une qualité plus salubre. Considérée comme remède, la phlébotomie a certainement ses avantages ; elle est quelquefois nécessaire pour produire une diminution immédiate dans la plénitude du sang, sur-tout quand le temps est trop court et le danger trop pressant, pour employer quelqu'autre moyen d'obtenir cet effet. Comme on ne peut douter que la saignée ne soit un remède inappréciable dans plusieurs maladies, elle mérite une place honorable, soit parmi les moyens de conserver la santé, soit parmi ceux qui servent à la rétablir. Mais son usage n'étant jamais indifférent il n'appartient qu'aux médecins de le déterminer. Un désavantage de cette évacuation artificielle, est de nuire à la longevité, dans les cas même où elle sert à la guerison de la maladie ; mais lorsque celle-ci est intense, cette considération ne doit pas retenir le particien.

Les médecins regardent toute maladie, comme un mal qui ne peut être trop promptement éloigné (13); et dans plusieurs cas, ce serait hasarder le rétablissement des malades, que d'employer le temps à réfléchir aux conséquences du remède, par rapport à son influence sur la durée de la vie.

A ces exceptions près on ne peut se montrer trop avare de ce fluide essentiel qui sert à réparer les pertes que nos organes éprouvent sans cesse , et qu'on peut regarder comme la source primitive de toute notre organisation , et comme le stimulant des mouvemens du cœur et de toutes les propriétés de la vie.

Il ne faut qu'un peu d'attention pour s'appercevoir que celui qui dépense de ce fluide obstrue par là, et tarit , pour ainsi dire , la source de son soutien et de sa régénération. Et quoiqu'il soit vrai que le sang évacué par les saignées périodiques , soit aussitôt réparé par l'activité des facultés vitales , cependant cette réparation ne s'effectue pas , sans des efforts considérables , et n'a lieu qu'aux dépens de la nutrition des parties. Ces efforts occasionnant une grande dépense , les facultés vitales doivent nécessairement causer un degré proportionné d'affaiblissement. Il est également reconnu que la partie corrompue du sang ne peut se séparer de la masse sans entraîner avec elle des particules saines et non viciées. Si la qualité du sang s'altère et se vicie, s'il devient trop épais ou trop visqueux, ou trop âcre, toute la masse doit s'en ressentir ; et il n'est aucun moyen , au pouvoir de l'art, d'enlever la partie corrom-

pue de celle qui est saine. Il serait aussi déraisonnable d'espérer qu'un muid de vin serait dépouillé de sa qualité tartreuse, parce
qu'on aurait enlevé, par le haut, la portion acide et impure, et laissé au fond la
partie saine et douce (14). Enfin l'expérience
prouve, dans une infinité d'exemples, que
les personnes accoutumées aux fréquentes
saignées, non-seulement deviennent plus délicates et plus sujettes aux maladies, mais
aussi qu'elles meurent en général plutôt que
les autres ; quoiqu'il y ait quelques exceptions de personnes qui ayant été saignées
deux ou trois fois par an, sont néanmoins
parvenues à un grand âge ; ces exceptions
prouvent seulement que la saignée était pour
ces personnes un remède convenable et approprié peut-être à l'habitude particulière de
leurs corps ; ou que l'activité de leurs facultés vitales, leur genre de vie, et d'autres
circonstances favorables, soit internes, soit
externes, pouvaient avoir suffisamment con-
tre-balancé les dangereuses conséquences
résultant de la perte fréquente de ce fluide
essentiel.

De la doctrine de la transfusion.

Dans un temps où l'on attribuait la brié-
veté de la vie, et toutes les maladies à la
corruption du sang, sans faire attention à

tout ce qui se rapporte à la nature physique et morale de l'homme , il était facile de penser qu'il était aussi pratiquable que salutaire d'enlever entièrement le sang corrompu , et d'en renouveller complettement toute la masse , par substitution. L'esprit spéculatif de l'homme ne fut pas embarrassé d'imaginer des expédiens , ou plutôt des tentatives , pour opèrer cet effet désirable ; c'était , sans contredit, une des entreprises les plus hardies et les plus extraordinaires qui eussent jamais été faites pour prolonger la vie humaine. Je veux parler ici de la fameuse doctrine de la *transfusion* ou de l'*introduction du sang d'un corps animé dans un autre corps*. Cette curieuse découverte est attribuée à André Libavius , professeur de médecine et de chimie à l'université de Halle. Il demanda publiquement , en 1615 , qu'on fît des essais pour assurer le fait. Libanius était un adversaire honnête et spirituel du système théosophique , fondé par l'empirique Paracelse , et soutenu par un nombre infini de partisans crédules et fanatiques. Quoique Libavius ne fût pas entièrement exempt des folies à la mode de son siècle , puisqu'il croyait à la transmutation des métaux , et qu'il enseignait à ses élèves les merveilleuses propriétés de *l'or potable* , il distinguait cependant l'alchimie rationnelle des systêmes fanatiques alors en réputation, et la défendait avec zèle contre les disciples de Gallien, aussi bien que contre ceux de Paracelse. Il fit dans la chimie grand nombre de découvertes importantes, et fut, sans contredit, le premier professeur d'Allemagne qui l'établit sur les principes raisonnés de l'affinité et les résultats des expériences.

Les premières expériences relatives à la transfusion du sang paraissent avoir été faites avec assez de succès sur des animaux. On transfusait au moyen d'un tube assez fin placé dans une veine ouverte à cet effet, le sang d'un animal jeune, bien portant et vigoureux, dans le corps d'un animal vieux et infirmes.

Pour appliquer ce procédé aux hommes on ouvrait ordinairement la veine du bras, on y insérait un petit tube, perpendiculairement placé; on ouvrait la même veine de l'individu qui devait fournir le sang, et on y introduisait un autre tube, dans une direction inclinée. Quand l'opération était finie, on fermait la veine comme dans la saignée. On tirait quelquefois du malade une certaine quantité de sang, avant de faire l'opération; mais comme il se trouvait peu de personnes qui voulussent partager leur sang avec d'autres , ont eut généralement recours aux animaux, et le plus souvent au veau ou au cerf.

Les bons effets de ces expériences furent , dans quelques cas, évidens, et donnaient les plus grandes espérances pour le perfectionnement et les progrès futurs de ce nouvel art. Mais les abus auxquels elles donnèrent lieu , par la pratique qu'en firent des avanturiers téméraires et inhabiles , et le grand nombre de cas où elles furent sans succès , engagèrent les différens gouvernemens de l'Europe à mettre , par les défenses les plus précises , un terme à cette pratique. Et en effet tant que les tempéramens des hommes différeront aussi matériellement les uns des autres , ce sera toujours un remède hasardeux, si nondésespéré (15).

J'outrepasserais les bornes que je me suis proposées, si je détaillais les divers moyens qu'on a proposé de nos jours dans le même but et dont le seul résultat a été d'enrichir leurs inventeurs. Comment se fait-il qu'un siècle que nous appellons éclairé, reproduise, chaque jour, des annonces pour le moins aussi frauduleuse de charlatans pour le moins aussi dehontés que les temps que nous désignons comme le époques de la barbarie et de l'ignorance. Nos

(92)

Journaux sont remplis de prétendus secrets
pour rendre la vie longue et nos places publiques encombrées par ceux qui s'en disent
possesseurs. Quand est-ce donc que l'autorité
publique arrêtera le cours de ce funeste bri-
gandage?

*Des circonstances les plus propres à procurer
une santé constante et une longue vie.*

Le lecteur ne jugera pas déraisonnable de
tirer des doctrines précédentes cette conclu-
sion que les moyens artificiels de prolonger
la vie humaine sont en général erronés et
imprudens; qu'on ne doit jamais espérer
l'accomplissement de ce grand objet moins
qu'en suivant une méthode plus conforme à
la nature et à l'expérience.

La principale est une heureuse organisation apportée en naissant, au moyen de laquelle ceux qui en sont doués tirent un double
avantage des circonstances les plus favorables à la conservation de la vie, en même-
temps qu'ils résultent puissamment aux in-
fluences les plus fâcheuses. L'air le plus salubre, une rigide observance du regime
de Cornaro, un cours régulier d'exercice
et de récréations et l'art du meilleur medecin
ne sont pas suffisans pour assurer l'heureuse perspective d'une vie longue et pleine
de santé.

2o. Il est certain qu'il y a souvent une sorte de disposition héréditaire à la longévité, un principe ou qualité innée qui, comme plusieurs maladies de famille, se propage d'une génération à l'autre. Sur dix vieillards, il y en a peut-être neuf dont les parens et les ancêtres ont vécu aussi long-tems. Cette raison peut-être admise sans avoir recours à aucune substance matérielle comme cause ou effet de cette vertu inhérente.

La 3e. condition requise pour la longévité est une naissance heureuse de l'enfant et une conduite convenable de la mère. Mais il n'entre point dans mon plan d'examiner ici ce sujet. Bacon remarque quelque part : « que » les enfans participent plus de la nature de » la mère en proportion du tems qu'elle les » a nourri ; et que ceux qui lui ressemblent » plus, ont en général plus de droit à la lon- » gévité. »

4o. On peut regarder comme un excellent préliminaire d'une longue vie la culture graduelle et non trop précipitée des facultés physiques et mentales. L'âge de l'homme est dans une certaine proportion avec le développement de ses diverses facultés. Plus on peut allonger les différens périodes de la vie , plus on doit espérer d'étendre la carrière de l'éxistence(16). Comme c'est evidemment le dessein

de la nature que l'homme vive plus long-
tems que la plûpart des ani maux, il faut
par conséquent un plus long espace de tems
pour développer les facultés du corps et de
l'esprit. Les animaux qui arrivent promptement à la perfection de leur nature e t de leur
forme, vivent très peu de tems. Il faut à l'homme plus de vingt-ans, et selon quelques uns
vingt-cinq ans, avant qu'il atteigne à une
pleine m. .turité ; et si c'est une règle de la
nature que les animaux en général vivent
huit fois le nombre d'années nécessaire à leur
croissance parfaite, on peut croire que l'âge
de l'homme pourrait s'étendre presque jusqu'à
deux cens ans. Il y a dans les ouvrages de
Bacon et sur-tout dans sa *vue historique de la
vie etde la mort* plusieurs argumens qui confirment cette assertion. Il paraîtra peut-être
étonnant à quelques-uns qu'il soit au moins
possible, sinon probable d'étendre encore plus
le terme de la vie humaine, si l'on pouvait
persuader aux hommes de revenir à cet état
primitif de la nature dont la tradition et l'histoire nous fournissent des exemples surpre-
nans et presque incroyables.

Ce n'est pas mon intention d'examiner ici quel
dégré de confiance on peut accorder aux récits de quelques faits extraordinaire de longévité individuelle rapportés par l'historien

sacré, parceque les savans varient beaucoup dans leurs opinions sur la manière de compter les années ; les uns adoptent l'année solaire, les autres l'année arabique, d'autres l'années lunaire, ou une autre mesure de tems encore plus courte. Il paraît du moins généralement admis que les hommes anterieurs au déluge jouissaient d'une santé non interrompue et digne d'envie, que leur nourriture végétale et la manière générale de vivre étaient extrêmement simples et salutaires ; que le déluge ou d'autres causes que nous ignorons doivent avoir beaucoup altéré ou détérioré la constitution et la temperature du globe lui-même ; qu'enfin ces appetits impétueux et ces passions desordonnées qui, comme la flamme, consument aujourd'hui les pouvoirs de la vie, étaient alors moins violens en exerçant beaucoup plus tard leur funeste influence.

La nature se venge de tousles torts dont on se rend coupable envers elle ; elle manque rarement de punir le transgresseur par des maladies de tous goûts ou par une dissolution précoce. On peut appliquer cette observation aux facultés morales comme aux facultés physiques. On dit ordinairement, et non sans quelque apparence de vérité, que les enfans très - avancés parviennent rarement à l'âge adulte et que des efforts trop prématurés des facultés mentales sont très-souvent funestes. La même remarque a lieu à l'égard du corps. Les habitans des pays chauds qui se marient souvent à dix ou douze ou à quatorze ans, commencent à vieillir à trente et vont rarement jusqu'à soixante. On doit soigneusement éviter tout moyen de hâter le developpement des facultés naturelles, tout effort disproportionné à la capacité de l'individu, parceque ces excèe ont une influence dangereuse. Le grand art de l'éducation, le grand art de vivre consistent donc dans les règles suivantes de la nature.

5°. Nous devons constamment nous accoutumer à supporter et à résister aux diverses impressions des agens extérieurs. On voit des persounes qui tout en observant un regime sévére, ne peuvent atteindre un âge moyen, tandis qu'on en voit d'autres arriver à une grande vieillesse malgré les excès les plus extravagans. De-là des maximes diététiques contradictoires qu'on ne peut accorder que par un juste milieu pris entre les deux extrêmes et en s'assurant autant que possible de la salubrité absolue et relative des choses. Toutes déviations des règles de la diète sont nuisibles jusqu'à un certain point, quoique ces règles ne puissent, dans plusieurs cas, être

suivies

suivis que d'un avantage borné. On a vu
nombre d'épicuriens parvenir à leur 70e ou
80e année quand ils pouvaient une fois survi-
vre à un certain période critique de leur vie.
Dès que le corps s'est accoutumé à l'usage
de certaines choses d'abord desagréables et
peut-être nuisibles, non seulement cette tendance dangereuse s'eloigne, mais le corps
se trouve de plus affermi et fortifié par leur
usage. La nature doit éprouver un choc
toutes les fois qu'elle veut se familiariser
aux vicissitudes du climat et à des genres
de vie opposés , mais chaque victoire qu'elle
remporte dans ces occasions , est un moyen
de la rendre indépendante.

6o. On peut regarder , comme très-propre
à la prolongation de la vie , une manière de
vivre égale et uniforme , tant pour les tra-
travaux du corps, que pour ceux de l'esprit.
Celui qui n'éprouve ni les accès violens de la
joie , ni les soucis rongeurs d'une mélancolie
profonde, et dont la carrière de la vie n'est
point marquée par des vicissitudes trop sou-
daines , peut, avec quelque probabilité , espérer de jouir long-temps de la vie à laquelle il
s'est habitué. Il y en a dont les jours coulent
tranquillement , comme ceux des campa-
gnards pour qui tous les instans de la vie
sont égaux ; et ceux-là , ainsi que ceux-ci

parviennent, en général, jusqu'à une vieillesse heureuse et reculée.

7o. Une condition nécessaire, pour parvenir à un âge avancé, est une régularité parfaite dans l'acte de la digestion. Les organes de cette fonction sont, en général, dans un excellent état chez les vieillards. Il n'y a point de symptômes plus sûrs d'une prochaine détérioration que les maux d'estomac et des indigestions fréquentes. On croit que les Suisses doivent, au ton vigoureux de leurs organes digestifs, la longue durée de leur vie, et le grand nombre de vieillards qu'on voit parmi eux. Le lait et les végétaux paraissent éminemment propres à fortifier l'estomac. Bâcon conseille aux vieillards qui veulent obtenir le même effet, de recourir aux bains fortifians, aux fomentations et autres semblables remèdes extérieurs, qui agissent sur le système absorbant. On doit, en même-temps, observer une diète légère, mais nourrissante et modérée, afin d'épargner les organes de la digestion.

8o. Et, enfin, on peut recommander cette égalité d'ame ou cet état de l'esprit, dont des efforts trop violens ne troublent point la nature heureuse de ses recherches. On voit, dans les professions littéraires et particulièrement parmi ceux qui sont dans une situation aisée, autant d'exemples de longévité que parmi les conditions les plus laborieuses (16). Les anciens avaient remarqué que les grammairiens et les rhétoriciens atteignaient ordinairement à un grand âge. Le pouvoir vital est, pour ainsi dire, soutenu par l'étude, par la méditation de matières scientifiques qui plaisent à l'esprit, par une conversation sur des objets littéraires, par une suite continuelle de recherches instructives ou amusantes, et par une persévérance graduelle et constante dans la poursuite de quelqu'objet principal. D'un autre côté, on a généralement remarqué que les penseurs profonds, les philosophes spéculatifs et ceux dont les facultés sont continuellement absorbées dans des recherches abstraites, sentent bientôt les effets de l'âge, à cause des grands efforts de leurs facultés mentales. Il y a pourtant des exceptions, telles, par exemples, que le grand *Newton*, *Heller*, *Euler* et le profond et vénérable *Kant*, l'orgueil de son siècle et de sa nation, et vivant encore aujourd'hui à Konisberg.

Telles sont les différentes règles et précautions nécessaires pour vivre long-temps et en santé. Quelques-unes se trouvent, sans doute, particulièrement unies, dans une certaine proportion, chez ceux qui arrivent à un âge respectable. On observe aussi communément que les habitans des pays montagneux vivent, pour la plûpart, beaucoup plus long-temps que ceux des pays-bas et sur-tout marécageux. Cela est, en partie, vrai; on ne doit cependant pas regarder les régions élevées des Alpes et des Pyrennées comme possédant ces qualités salubres. Car ce n'est que sur des hauteurs modérées, et plutôt dans des pays à collines qu'à montagnes, qu'on rencontre si souvent des gens d'un âge extraordinaire. On dit encore que les personnes qui voyagent constamment, jouissent d'une vie longue et pleine de santé, et Bâcon met sur la liste des hommes à longue vie, ceux d'un tempérament mélancolique. On demande s'il faut attribuer le grand âge de plusieurs Turcs à la sérénité de leur climat, à leur usage journalier du bain ou à leur extraordinaire modération dans le boire et le manger.

Des signes certains de la mort.

Il est trop bien attesté que beaucoup de personnes ont été renfermées dans la tombe, avant d'être réellement mortes, pour qu'il soit besoin de le prouver. Si cela n'était pas, ou n'avait jamais eu lieu, on n'aurait pas pû réveiller, sur le continent, et particulière

ment en Allemagne , ce degré d'attention
qu'on a , depuis quelques années, accordé à
cet important objet. Les médecins les plus
respectables ont prouvé , par des faits incontestables, qu'on a souvent enterré précipitamment des personnes malades , soit par
une méprise accidentelle , soit par les motifs les plus détestables. Mais comme à ces
faits , fondés sur la vérité , on en a générale-
lement ajouté de faux et de scandaleux ,
on ne doit point être surpris qu'on n'ait pas
jusqu'ici apporté sur cette matière , le degré
d'attention et de patience qu'elle mérite. On
a encore destiné dans divers parties de l'Allemagne , à Berlin, à Jena , à Cobourg , etc.
des maisons pour recevoir des personnes
mortes en apparence. Cette idée peut , au
premier apperçu , paraître dérisoire à quelques-uns ; mais ceux qui connaissent l'étendue du pouvoir de la vitalité et les modifications presqu'infinies dont il est susceptible ,
ne tourneront pas en ridicule une institution
fondée s ur des motifs de prudence et d'humanité. Tout habitant de la ville ou du dis-
trict a le droit d'envoyer, dans ces maisons,
le corps d'une personne morte , moyennant
un léger tribut par nuit, pour fournir aux
dépenses de l'établissement. Là on dépose
le corps sur une couchette , on le couvre lé-

G 3

gérement, et on attache à une main une corde qui fait sonner une cloche au haut de la maison. Il y a un gardien pour recevoir et enrégistrer les corps qu'on y amène, et pour avertir, s'il est nécessaire. Cette institution n'est pas d'un petit avantage dans les grandes villes pour les familles nombreuses qui se trouvent pressées dans des appartemens étroits, et pour les enfans qui doivent nécessairement souffrir des exhalaisons pestilentielles des corps morts. Mais ce n'est pas là le principal avantage; c'est sans contredit, une grande satisfaction pour les parens du mort de pouvoir être assurés que tous les moyens de préserver de la plus terrible de toutes les morts un ami, dont ils révèrent la mémoire, ont été employés.

Voici les circonstances et les signes certains d'une mort évidente.

1°. Quand la putréfaction se manifeste sur tout le corps; car il n'est pas rare qu'une mortification partielle d'un bras ou d'une jambe ne soit nullement mortelle.

2°. Dans l'apoplexie nerveuse des personnes âgées; car elles meurent ordinairement à la suite de maladies qui les minent lentement, de diverses espèces de paralysies, etc.

3°. Si le malade meurt après une longue

consomption ; après la fièvre hétique ou des ulcérations dans la poitrine et les poulmons, maladies aujourd'hui très-communes.

4°. Si quelque grand vaisseau sanguin ou autre partie essentielle à la vie, a reçu quelque offense extérieure par des coups et des chûtes violentes, accompagnée d'une grande perte de sang, que des moyens artificiels n'auraient pu arrêter.

5°. Après les maladies chroniques des intestins, après les obstructions des vaisseaux abdominaux et l'hydropisie qui en est la suite.

6°. Dans les personnes nerveuses, qui ont été long-temps sujettes aux spasmes ou accès épileptiques, sur-tout si elles sont mortes en couches, à la suite d'hémorragies violentes, ou après de fréquentes et oppressives agitations de l'esprit. Alors il n'y a point d'espérance, parce qu'il est trop tard pour penser à changer ou à améliorer la constitution du système nerveux.

7°. Enfin, si un malade s'éteint dans une fièvre maligne, nerveuse ou putride, ou après un long jeûne, faute d'alimens.

Il faut dire maintenant dans quels cas et quelles situations les symptômes de mort apparente sont moins certains et peuvent laisser aux parens et aux amis quelqu'espoir de

rétablissement. Voici quels sont les principaux : après des faiblesses , des pertes subites
de sang venant de viscères malades ; dans certains cas de matière morbifique répercutée ;
par exemple , dans la petite vérole , dans la
rougeole , dans les poisons et autres semblables , qui produisent souvent une espèce
d'apoplexie ; après des spasmes hystériques
et hypocondriatiques , et des coliques passagères , qui ne sont pas revenues trop fréquemment ; après l'anxiété des troubles de
l'esprit , la terreur et autres passions oppressives , où tout dépend du prompt éloignement des causes. On peut ajouter à tous ces
cas ceux des personnes pendues ou autrement suffoquées , ou qui paraissent mortes ,
après être tombées de très-haut , sans bles-
sure extérieure. Dans ces accidens, une pression interne , ou la suspension des fonctions
vitales , comme de la respiration et de la circulation du sang , produisent souvent un état
de mort apparent. La suppression du pouls
dans les artères , une respiration imperceptible , la froideur et la roideur des membres,
le défaut de contractibilité dans la pupille
de l'œil , l'évacuation involontaire des excré-
mens , tous les symptômes de dissolution
prochaine ne doivent pas nous décourager
de tenter les moyens propres à rendre la vie

au malade. On ne doit pas décider trop promptement de la mort ou de la vie des enfans, et sur-tout des jeunes personnes. La dentition est souvent accompagnée de symptômes convulsifs très-variés ; les vers sont capables de produire des effets très - alarmans que des gens sans expérience peuvent attribuer à des causes très-différentes ; d'où il suit que toutes les précautions possibles sont nécessaires dans le traitement des corps des enfans morts en apparence ; on ne doit pas les éloigner de la température chaude de la chambre où ils sont couchés, avant que la dernière étincelle de la vie ne soit éteinte. En effet, il est évident pour l'observateur, même le plus superficiel, que l'éloignement précipité d'une température chaude à une température froide, est extrêmement impropre et dangereux. On ne saurait trop fortement recommander ici les excellentes règles publiées par la société royale d'humanité de Londres, pour le rétablissement des personnes mortes en apparence, malgré quelques modifications et perfectionnemens qu'on pourrait faire aux méthodes les plus violentes détaillées dans son plan, telles que l'insuflation des intestins, au moyen de la *fumée de tabac*, les *clystères* préparés avec cette plante, l'*agitation* violente, et l'application

trop *prompte* et trop peu *ménagée* de la commotion électrique (17).

Sommaire diététique.

On peut appeller hygiène ou doctrine de
la santé, la connaissance des objets relatifs
à la conservation du corps humain, dans son
état naturel. La vie et la santé sont donc les
propres objets de cette doctrine , puisque
la 2e. partie de la médecine se rapporte seulement à l'état extraordinaire de l'homme ,
c'est-à-dire , la maladie et la mort , et forme
cette branche de l'étude de l'art qu'on appelle *pathologie.*

La recherche des objets compris dans l'hygiène doit être très-étendue. Elle nous fournit des règles et des précautions pour tout
ce qu'on doit faire ou éviter, dans la vue de
se maintenir en santé. Toutes ces règles générales ont pris le nom de DIÉTÉTIQUE ,
*elles embrassent toutes les connaissances re-
latives à la santé , en général , et aux alimens et boissons en particulier.*

Les chapitres suivans seront donc exclusivement consacrés à la diététique. Mon objet
principal est de donner une base solide à
cette science importante , en recherchant et
en combattant les principaux préjugés qui

en ont jusqu'ici retardé les progrès. Ce systême de diététique comprendra donc non-
seulement toutes les règles nécessaires pour
nous guider dans la conservation de la santé
et celles relatives au choix du meilleur genre
de vie ; mais il nous instruira aussi de l'influence bienfaisante ou nuisible des objets
extérieurs sur la santé et la vie de l'homme,
et nous en apprendra la juste application
ou l'usage pratique.

La diététique renferme tout ce que les
anciens comprenaient sous le nom singulier
des SIX CHOSES NON NATURELLES, savoir, l'*air*,
les *alimens*, *l'exercice et le repos, les passions et les affections de l'ame, la veille et
le sommeil, et la réplétion et évacuation*.
Quoique ces objets généraux ne comprennent pas, strictement parlant, tout ce qui a
rapport aux différentes fonctions du corps
humain, cependant ils contiennent tout ce
qui est absolument nécessaire à la vie, et
renferment la plus grande partie des circonstances liées à la santé, et au bien-être de
l'individu. On est sujet, dans chacune de
ces circonstances, à commettre des erreurs,
soit par intempérance, soit par une mauvaise
application. Je me propose donc de donner
un système de règles qui pourront servir, selon les circonstances particulières, dans le

choix des moyens, les meilleurs et les plus raisonnables pour assurer la santé , et éviter
tout ce qui pourrait lui être nuisible.

·Notre genre de vie n'est plus celui naturel
et simple des premiers âges du monde. Dans
l'état actuel de société, il serait à peine convenable. L'homme de la nature a peu d'occasions de faire attention à sa santé ; il n'a
pas besoin de règles pour sa conservation.
Car comme dans cet état les germes de maladies sont rares , l'instinct est pour la plûpart du temps , un guide suffisant. Il semble maintenant impossible de revenir à cet
état primitif sans retourner en même - temps
de notre condition présente de civilisation à
celle de l'ancienne barbarie. Nous avons considérablement sacrifié de notre bien-être physique à notre perfectionnement intellectuel ,
et cependant nous pourrions encore nous regarder comme heureux , si nous avions réellement gagné , de ce côté, ce que nous avons
perdu de l'autre.

Les causes qui ont contribué à rendre la
véritable connaissance des moyens de santé
difficile dans son acquisition , et incertaine
dans son application , sont innombrables.
Voici quels sont probablement les principaux obstacles qui s'opposent à l'établissement des règles invariables : la méthode ac-

tuelle et très-artificielle de vivre ; le nombre prodigieux des occupations des hommes ; les différentes manières de s'habiller et de se vêtir, la variété sans nombre de substances employées comme alimens et boissons, la grande diversité de coutumes et de mœurs nationales, et la différence de climat et de situation. Toutes ces circonstances ont, conjointement ou séparément, une influence, plus ou moins grandes, non-seulement sur les passions, sur les inclinations et les desirs des individus, mais aussi sur l'état général de santé et de bien-être physique d'un peuple. Notre manière de vivre nous expose à des maladies entièrement inconnues dans les premiers âges du monde, et nous éprouvons une infinité de maux qui viennent de nos habitudes artificielles, ou de la contrainte à laquelle nous nous soumettons, en suivant aveuglément les caprices de la coutume ou de la mode, sans craindre peut-être aucune des mauvaises conséquences de ces pratiques pernicieuses.

Des auteurs ingénieux se sont, dans ces derniers temps, efforcés de montrer les désavantages provenant de causes futiles en apparence. Le rouge, la poudre, la pommade, les souliers étroits, les corps lacés, etc. ont été justement des objets de ridicule et de

censure. La coutume d'appliquer le plomb à
des vases de terre n'a point échappé à leur
attention ; mais on a beaucoup exageré le
danger résultant de l'usage de ce métal. Les
écrivains avec les meilleures intentions se sont
quelquefois , par un excès de zèle , écarté de
la question , en attribuant à certaines choses
plusieurs qualités dangereuses , qui , dans le
fait , sont dues à une grande diversité de circonstances.

Cette manière partiale de rechercher les
sources du mal , est , généralement parlant,
une erreur sérieuse , parce que non - seulement elle mène à de fausses conclusions ,
mais parce qu'elle distrait aussi notre attention d'autres dangers pressans sur lesquels
nous devons diriger nos soins , avec non
moins d'exactitude.

Le plus grand nombre des auteurs, en fait
d'hygiène, est tombé dans une erreur également funeste. Ils jugent de chaque chose selon
l'effet agréable ou désagréable qu'elle produit sur leur propre palais et tempérament;
voilà pourquoi ils recommandent aux autres
leurs mets favoris sans faire attention que
ce qui est salutaire dans des cas particuliers , peut devenir pernicieux , s'il est indiscrètement prescrit.

La multiplicité de nos besoins , qui méri-

tent toute notre attention , dans un systême
de diététique, a aussi considérablement mul-
tiplié les règles d'hygiène. De tous les êtres
animés , aucun n'a plus besoin des règles
que celui qui se soumet servilement aux lois
arbitraires du luxe et de la mode.

Plusieurs sont en effet les ennemis décla-
rés et secrets de la santé et de la prospérité
de l'homme. Ceux même qui jouissent davantage de la première , et ceux qui observent
rigoureusement les règles de la diète et du
régime ne peuvent se soustraire à leur influence. Nous devons donc faire notre étude
et nous instruire minutieusement de tout ce
qui posséde de bonnes ou de mauvaises qualités. Nous devons ranger dans cette classe
tout ce que nous sommes obligés d'avoir le
plus immédiatement autour de nous ; tels
que la disposition de nos chambres , l'ar-
rangement de nos lits , de nos couvertures ,
de nos meubles , etc. dans le choix desquels
nous sommes moins accoutumés à consulter
ce qu'exige la nature , ou à imaginer ce qui
peut être le plus propre à procurer le bien-
être du corps, qu'à suivre la mode , la vanité
ou de mauvaises coutumes.

Quelques-uns de nos organes sensitifs et
autres parties du corps doivent inévitablement souffrir de l'inattention à un genre de

vie convenable. Le grand exercice auquel
ils sont souvent soumis (tels que les yeux ,
par exemple , en lisant) les rend sujets à
quantité d'accidens , les affaiblit et les altère souvent. Il entre donc parfaitement dans
le plan de cet ouvrage de parler du traite-
tent des yeux , d es dents et autres parties du
corps.

On doit dans un système complet de règles
pour conserver la santé de l'homme , avoir attention aux besoins particuliers des constitutions individuelles, pourvu qu'ils ne soient pas
trop minutieux. Un pareil système doit renfermer quelque chose de plus que ce qui a
rapport aux premières et aux plus simples
règles de la vie. Les préceptes ne doivent
pas s'appliquer seulement à la santé ou à
ceux dont la simplicité de la nature règle la
vie ; il doit aussi présenter des instructions
sur la manière de nous mettre à l'abri, dans
les circonstances accidentelles , du danger
des injures corporelles. On ne doit cependant pas se proposer d'y traiter des maladies qui arrivent lorsqu'il faut pour les éloigner quelque chose de plus qu'une observation rigoureuse de la tempérance ou que
les autres règles exposées dans cet ouvrage.
Mais pour prévenir toute mauvaise application-
tion des règles , établies par les nombreuses

observations

observations des siècles , il convient de présenter ici quelques remarques générales ,
préliminaires, relatives à l'usage individuel et
aux avantages qui doivent résulter d'un systême lié de *diététique*.

On doit se ressouvenir d'abord que les règles contenues dans cet ouvrage , ne sont
pas strictement applicables, dans tous les cas ,
à la situation particulière d'un individu quelconque , ni essentiellement nécessaires à la
conservation de la santé. Ce n'est pas tant
l'homme qui se porte bien , que le valétudi-
naire et l'infirme , qui ont besoin des préceptes détaillés pour leur conduite ; et
ceux-ci même n'en doivent pas faire des objets d'une trop grande sollicitude ; il n'y a
qu'un nombre très-limité de personnes pour
qui cette attention scrupuleuse soit nécessaire.

Une méthode ferme et persévérante de se
roidir contre les difficultés inévitables et les
accidens variés de la vie, est de plus grande
importance pour la conservation de la santé
qu'aucun précepte diététique quelconque.
L'homme est capable de supporter toutes les
vicissitudes et tous les inconvéniens de l'air,
de la température et du climat ; il peut digérer toute sorte d'alimens quand il ne satisfait que les besoins de son estomac ; il peut

H

soutenir les exercices et les travaux du corps
les plus durs, sans donner une attention
trop minutieuse au temps ou à la régularité quand ces occupations ou ses devoirs
rendent ces efforts nécessaires(18). Mais celui
qui dès son enfance a été traité avec une
délicatesse extrême, ou qui, après s'être accoutumé à un genre de vie dure, est tout-à-
coup saisi de la manie de donner à sa santé
un soin trop minutieux, souffrira des efforts
les plus ordinaires, et deviendra sensible-à-
tous les changemens de l'air ; tout mets lourd
ou de haut goût lui sera nuisible, et le plus
léger écart des règles de la tempérance lui
deviendra funeste. Ces mêmes règles cependant apprendront à toutes les personnes en
santé que le grand secret de se conserver
dans cet état, consiste principalement dans
l'art de modérer ses desirs et ses jouissances.
On peut ainsi arriver, plus qu'on ne croit, à
la connaissance de tout ce qui est généralement nécessaire au bien-être physique. On
ne peut découvrir, dans la nature, des règles de santé universellement applicables à
l'état de chaque individu, on n'en peut tirer non plus d'aucune des connaissances ex-
périmentales des objets inanimés. Le meilleur précepte général est que chacun s'étu-
die lui-même, ainsi que sa propre constitu-

tion; qu'il choisisse et règle son genre de vie
d'après cette connaissance, et que sa propre
expérience lui serve de guide dans tout ce
qu'il trouvera de plus propre et de plus convenable.

CHAPITRE II.

*De l'air et de la température; de leur influence sur le corps humain ; moyens de purifier l'un et de dimi-
nuer les pernicieux effets de l'autre.*

Dès que l'enfant vient au monde, l'air de
l'atmosphère pénètre dans ses poumons remplis jusqu'alors d'un mucus aqueux, et les
rend propres à la circulation du sang, qui
change aussitôt dès ce moment l'extension
et la contraction alternative de la poitrine
et des poulmons, l'inspiration et l'expiration
de l'air, ou en d'autres mots la fonction de
la respiration devient indispensablement nécessaire à la conservation de la vie animale.
Tant que l'enfant reste dans le sein de la
mère, il n'a pas besoin d'air extérieur. Mais
dès qu'il l'a une fois inspiré, dès que les
poumons lui ont été ouverts, l'acte de la
respiration commence, se répète incessam-
ment, pendant toute la vie, et ne cesse ja-

mais absolument que par la mort. Puis donc que l'air est le moyen principal qui soutient la vie humaine ; il est très-important d'acquérir des idées nettes de cette substance invisible, qui pénétre toutes les parties de la matière animée et inanimée, et qui est si essentielle à l'homme pour la conservation de sa vie et de sa santé.

L'air est ce fluide incolore, transparent, compressible, pésant et élastique, qui environne pourtant notre globe, et qu'on nomme, en général, atmosphère. Cette matière ambiante se combine dans son état ordinaire, avec une infinité de corps étrangers. Elle contient de l'eau dans un état de solution ; elle se combine, au moyen de ce fluide, avec les sels. Dans quelques endroits, elle est impregnée de souffre, d'exhalaisons putrides ou autres semblables. On trouve souvent, dans cet élément, des particules aqueuses flottantes. Quand on en a séparé tous les corps étrangers, il reste toujours d'une nature composée, car il n'est pas, comme on le croyait autrefois, une substance simple élémentaire.

Suivant les dernières découvertes faites en chimie, l'air est composé à-peu-près d'un tiers d'oxigène, de deux tiers d'azote, et d'une très-petite partie d'acide carbonique.

L'oxygène est beaucoup plus propre à la respiration des animaux, que l'air commun atmosphérique. Si l'on enferme deux animaux sous des récipiens dont l'un contient de l'oxygène pur et l'autre de l'air commun atmosphérique, en proportion égale, à la grandeur des animaux, le premier vivra six ou sept fois plus long-temps dans l'oxygène que l'autre dans l'air commun. C'est proprement cet oxygène que nous aspirons, et qui est le grand soutien de la vie animale. Des personnes mortes en apparence, ou dans un état de suffocation, ont été aussitôt rendues à la vie par son influence ; et, suivant le témoignage de plusieurs médecins respectables, on l'a employé avec avantage dans plusieurs maladies opiniâtres (19). Le célèbre Ingenhouz lui a donné pour cela le nom d'*air vital*. Il excite éminemment la combustion. Une chandelle brûle dans cet air six ou sept fois plus long-temps, avec un plus grand degré de chaleur et une flamme plus brillante, que dans l'air commun. Les corps échauffés s'enflamment aussitôt quand on les met dans le gaz oxygène, les métaux même qui ne sont pas très-fusibles, s'y fondent et s'y convertissent en oxydes avec la plus grande facilité.

L'azote que d'autres appellent air phlogistiqué, méphitique , corrompu ou suffoquant, est absolument irrespirable , et ne se mêle point avec l'eau. Il vient du changement que l'air atmosphérique épróuve dans la combustion , dans la putréfaction des matières animales.

L'*Acide carbonique* des Français est l'air fixe du docteur Black , ou l'acide aërien de Bergmann. Cette espèce de gaz se mêle avec l'air atmosphérique , mais dans son état de pureté il est aussi irrespirable que l'azote. Il tire son origine en partie de la fermentation vineuse des végétaux et de quelques substances animales , et en partie des sels doux alkalins et des terres combinées avec des acides. Cet air abonde dans les mines où il détruit souvent les ouvriers par ses effets suffoquants. On le trouve aussi dans la plûpart des eaux minérales où une couche de cet air surnage quelquefois à la surface du puits. Ces eaux ainsi que les liqueurs fermentées qui renferment une portion considérable d'air fixe , en reçoivent cette qualité si agréable au palais et si bien connue. On peut corriger et rendre leur première saveur à la bierre ou au vin plat, en y ajoutant de l'air fixe au moyen de l'acide vitriolique, ou sulfurique, ou en les mêlant avec de nouvelle bierre ou du vin nouveau en fermentation.

Cette espèce d'air éteint promptement le feu , et attire fortement la fumée provenant des chandelles. Comme il est irrespirable, les animaux n'y peuvent vivre ; ceux d'un sang chaud y meurent plutôt que les autres ; les amphibies un peu plus tard , il ne tue pas irrévocablement les insectes. Il détruit subitement l'irritabilité ; et le cœur d'un animal ainsi privé de vie , quoique encore chaud , ne donne plus aucun signe de mouvement.

Il y a une autre espèce d'air méphitique , qui ne se mêle point avec l'eau , qui brûle avec flamme , et qui, si on le mêle avec l'air atmosphérique , ou avec le gaz oxygène , prend aussitôt feu et fait explosion. On l'a nommé air inflammable ou gaz hydrogène ; quoiqu'on ne puisse le considérer comme partie constituante de l'atmosphère , il mérite cependant d'être placé ici.

A l'égard de la gravité spécifique des différens airs dont on vient de parler , il suffit d'observer ici que l'air fixe ou gaz acide carbonique est le plus pésant. Vient ensuite l'axote, puis l'oxygène, qui sont tous deux plus pésans que l'air commun de l'atmosphère , et enfin l'hydrogène ou gaz inflammable, qui est le plus léger de tous ; car il l'est même plus que l'air atmosphérique le plus pur.

Lorsque l'atmosphère est beaucoup trop

impregné de quelqu'un des gaz méphitiques, son influence est très-nuisible sur le corps humain. C'est pour cela que tant d'ouvriers travaillant aux mines de plomb meurent au printemps de leur vie d'une colique opiniâtre et incurable , accompagnée d'obstructions les plus rebelles. Les peintres , les vitriers , les pottiers et les manufacturiers en verre, sont, par une cause semblable, exposés à la même maladie , étant obligés de faire usage d'une grande quantité de plomb, sous différentes formes.

Il est presqu'inutile de parler des morts fréquentes et subites qui ont lieu dans les mines , par l'explosion de l'air inflammable , ou par l'ouverture de carrières , de puits profonds et autres lieux fermés. Rien n'est plus propre à vicier et à empoisonner l'air , à le remplir de vapeurs nuisibles et à engendrer des maladies , que les cimetières établis dans l'enceinte des villes populeuses, parce que rien n'est plus capable de produire une atmosphère qui est particulièrement fatale aux poumons des enfans, et qui n'est guères moins nuisibles à ceux des adultes.

Comme la masse de l'air atmosphérique est sans cesse corrompue par la respiration des hommes et des animaux, par tant de feux naturels et artificiels , par la dissolution et la putréfaction de substances innombrables , et par les divers procédés phlogistiquans ou désoxygénans , la nature aurait manqué son but primitif, si elle n'avait pas pourvu à des moyens efficaces de purifier et de renouveller l'atmosphère. On peut placer parmi ces plus puissans moyens la croissance et la végétation des plantes. Nous sommes redevables de cette découverte très - importante au docteur Priestley , qui a été assez heureux pour la faire , après de longues et infructueuses tentatives , dirigées vers la purification et le renouvellement de l'air altéré. Il trouva que l'air rendu mortel par respiration d'animaux qui y avaient expiré , était si complettement rétabli par la végétation des plantes, qu'après l'espace de quelques jours , un animal pouvait y vivre avec une égale facilité , et pendant la même durée de temps que dans une semblable quantité d'air commun atmosphérique.

Il est vrai que ces expériences, ne réussirent pas à quelques naturalistes; et Priestley lui-même , en les répétant avec différentes plantes , en trouva le résultat variable et douteux. Mais le docteur Ingenhouz écarta la plus grande partie des difficultés par son livre intitulé : *Expériences sur les végétaux*. Cet ingénieux philosophe remarque 1o. que la plûpart des plantes ont la propriété de purifier le mauvais air en peu d'heures, quand elles sont exposées à la lumière du soleil ; mais qu'au contraire, durant la nuit et à l'ombre, elles corrompent l'air commun de l'atmosphère ; 2°. que les plantes fournissent de l'oxygène très-pur, quand elles sont exposées aux rayons du soleil, et de l'azote, pendant la nuit ou lorsqu'elles sont à l'ombre; 3°. que ce ne sont pas toutes les parties des plantes, mais seulement les tiges vertes des feuilles, particulièrement les côtés opposés au soleil, qui produisent cet effet bienfaisant ; 4°. que le dégagement de l'air pur ou gaz oxygène ne commence que quand le soseil a été quelque temps au-dessus de l'horizon, qu'il cesse au déclin du jour, et que le désavantage provenant de l'exhalaison azotique des plantes, durant la nuit, est bien compensé par le grand avantage qu'elles procurent pendant le jour, tellement que l'air azote exhalé d'une plante durant toute une nuit, s'élève à peine à la centième partie de l'air vital pur ou oxygène, exhalé de la même plante pendant deux heures d'un jour serein. Ainsi nous découvrons un phénomène très-frappant dans l'économie de la nature, puisque la végétation des plantes affaibl't continuellement les mauvais effets de la respiration , de' la combustion et de la putréfaction. De cette manière l'atmosphère est constamment maintenue dans cet état nécessaire de pureté et de température , si salutaire aux animaux et aux végétaux (20).

Les effets produits sur le corps humain par l'atmosphère et par les changemens de la température , nous ont été connus en partie par les observations que nous et d'autres ont faites , et en partie par leur influence sur la matière inanimée , influence qui peut en quelque sorte nous faire juger de ses effets analogues sur la structure humaine ; mais nous n'en devons pas conclure que notre connaissance , à cet égard, soit ou complette ou infaillible. Les observations peuvent souvent nous tromper , puisque le corps humain est, aussi bien que la température , sans cesse exposé aux effets d'autres agens extérieurs qui peuvent échapper à notre attention. D'ailleurs , outre les propriétés que nos sens peuvent appercevoir ou que nous pouvons découvrir à l'aide d'instrumens particuliers , dans l'atmosphère qui nous environne , il peut être aussi impregné de substances qui ont jusqu'ici échappé à nos recherches , et qui néanmoins peuvent avoir le pouvoir d'opérer des changemens importans. Enfin nous ne devons pas regarder comme strictement concluans les argumens déduits par analogie ; nous devons nous ressouvenir que les effets des objets extérieurs sur la fibre animale vivante, sont, dans plusieurs circonstances, totalement différens de ceux qu'ils produisent sur les corps inanimés.

Après avoir recommandé ces remarques générales aux réflexions du lecteur, je vais considérer les effets particuliers et positifs des différens états de l'atmosphère sur notre organisation et la manière dont ils influent sur notre santé.

L'air chaud relâche les parties solides du corps, et occasionne une circulation plus prompte des fluides. La chaleur est principalement oppressive des forces vitales. Aussi les gens délicats et infirmes souffrent-ils cruellement dans la saison chaude. Aussi les maladies histériques et hypocondriaques, les convulsions et les diarrhées sont-elles plus fréquentes dans cette saison. Le froid rend les corps plus compacts, sur-tout les parties solides de la structure animale, tels que les muscles, les nerfs, la peau, etc. Dans l'hiver l'appétit est plus grand, et la digestion plus facile et plus prompte, la résistance des parties fluides est si grande, que l'augmentation du pouvoir des solides ne peut elle-même la vaincre ; si le froid est trop violent. Dans l'hiver l'œconomie est très-disposée à l'inflammation; delà les points de côtés, les maux de gorge inflammatoires, les rhumatismes, etc. Les fluides sont sujets à stagner et les solides à se roidir chez des personnes qui font peu d'exercice ; aussi peut-on, par un exercice convenable, rendre les effets du froid moins nuisibles et même salutaires au corps.

L'air humide relâche et affaiblit subitement; il occasionne la lenteur de la circulation des fluides qui donne naissance aux obstructions et empêche la circulation du sang et la sécrétion des humeurs, en arrêtant la transpiration insensible. On éprouve, quand l'humidité de l'air augmente, une torpeur et un ennui indéfinissables ; avec l'énergie on perd la gaieté, et l'esprit est oppressé ainsi que le corps. Les lieux et les saisons humides sont toujours mal-sains, mais plus particulièrement dans l'hiver. L'humidité en diminuant la transpiration, produit les maladies de gorge, de poitrine et de l'abdomen. Mais on a observé que l'air humide, accompagné d'une température chaude, a sur le corps humain les effets les plus dangereux et les plus funestes. C'est ce qui explique la grande mortalité qui règne à Batavia et dans quelques îles des Indes occidentales pendant la saison chaude.

L'air sec et froid , possédant un grand degré d'élasticité , provoque éminemment la
sérénité de l'esprit et la légéreté du corps ;
c'est pour cela qu'il est extrêmement salubre
pour les hypocondriaques. Mais un air sec
et très-chaud engendre des maladies inflammatoires , parce qu'il épaissit le sang. L'air
sec et chaud nous affecte comme la chaleur
énerve le corps. Mais un air sec qui n'est
pas trop chaud est à-la-fois , agréable et salubre.

Les grands et soudains changemens de froid
et chaud , d'un air léger et d'un air pesant ,
sont très-nuisibles aux valétudinaires et même
aux gens en santé. Les soldats dans les camps
et quelquefois les voyageurs , après de longues marches et de longues journées , ressentent très-vivement les mauvais effets de
l'air froid et humide des nuits. Les personnes
faibles et infirmes éprouvent souvent des sensations qui les avertissent d'avance de quelque changement remarquable de l'air.

Un air modérément pesant et élastique est
le plus agréable et le plus salutaire pour le
corps humain ; voilà pourquoi la nature ne
nous a pas assigné les sommets des montagnes pour notre demeure habituelle. Cependant l'air léger et rare des plus hautes
montagnes , n'est pas aussi contraire à la

respiration, et n'a pas sur le corps humain une influence aussi nuisible qu'on le croyait autrefois. Les derniers voyageurs nous assurent du contraire, en parlant en termes exprès des effets salutaires de l'air pendant un court séjour sur ces régions élevées.

Parmi les différens vents qui ne sont que de fortes commotions de l'air, le vent du Nord long-temps continué est, sans comparaison, le plus salutaire ; il purifie l'atmosphère des vapeurs nuisibles, rend l'air serein et sec, et donne ainsi au corps humain de la vigueur, de l'activité et une couleur animée. Il est cependant nuisible aux personnes délicates et leur cause des toux, l'inflammation de la gorge, des douleurs de côté, des obstructions et des maladies fébriles. Le vent du Sud affaiblit et relâche le corps, il est très-sujet à produire les catarrhes. Le vent du matin est très-sec, mais celui du soir est froid et humide, parce qu'il est souvent accompagné de pluie et de température variable. Tous ces vents diffèrent matériellement en qualités, par des circonstances locales, et selon qu'ils soufflent sur un continent, sur une mer, sur de hautes montagnes et des régions glacées d'où ils apportent avec eux plus ou moins de particules froides et humides. Mais, au surplus, une température trop sèche est toujours plus saine qu'une température trop humide.

L'automne est, des quatre saisons de l'année, la plus mal-saine, parce qu'alors la matière de la transpiration, d'abondante qu'elle était, se trouve tout-à-coup diminuée par le froid et l'humidité. On peut cependant facilement obvier à cet inconvénient par un habillement et un régime convenables. Il ne faut pas, dans cette saison, porter des vêtemens trop légers et des chaussures trop minces. Le printemps est, en général, la saison la plus salutaire. Le printemps et le commencement de l'été sont plus salutaires aux enfans et aux jeunes personnes ; au lieu que l'été et le commencement de l'automne le sont plus aux personnes âgées. La fin de l'automne et le commencement de l'hiver sont communément les saisons les plus salubres pour les personnes de moyen âge.

Des médecins ont remarqué que certaines maladies paraissent et disparaissent dans différentes saisons. Les maladies putrides et bilieuses, par exemple, dominent en été, celles inflammatoires en hiver, les affections catharrales, musqueuses et gastriques ou stomachiques, au printemps et en automne.

Comme le règne végétal se renouvele au

printemps

printemps, et que la végétation est, en général, très-active dans cette saison, on ne peut guères douter que l'air vital pur ne se développe alors très-abondamment au moyen de la lumière et de la chaleur du soleil. Il suit delà que l'air du printemps est plus salutaire que celui de l'automne, qui est saturé des produits de la fermentation des végétaux. Cependant le froid de l'automne et les vents fréquens qui dominent alors, sont très-propres à affaiblir les mauvais effets de cette saison.

Quand la température de l'air correspond à la nature de la saison, on peut espérer ce qu'on appelle une année saine et que les maladies dominantes seront bénignes. Mais quand la température ne s'accorde pas avec les lois générales de la saison, quand, par exemple, l'hiver est chaud ou au moins doux, ou le printemps constamment froid ou mêlé d'alternatives subites de chaleur, on peut s'attendre que l'année sera généralement marquée par des maladies alarmantes et opiniâtres.

La température de l'air ne dépend pas peu de la situation naturelle du pays ; soit qu'il soit bas ou montagneux, soit que ses montagnes s'opposent ou donnent un libre passage aux vents, soit qu'il renferme des rivières ou des étangs et des marais, soit qu'il soit découvert ou rempli de bois. Mais du reste l'air de la campagne est toujours plus pur que celui des villes, des rues étroites et des bâtimens pleins de monde.

Tous les corps d'une odéur forte, ceux d'une odeur désagréable et la plûpart des senteurs sont plus ou moins pernicieux. Les dernieres si elles sont trop fortes, sont particulièrement dangereuses, parce qu'un sentiment de dégoût ne nous porte pas naturellement à les éviter, on peut y comprendre entr'autres, tous les odeurs végétales fortement volatiles et piquantes qui stimulent et stupéfient les nerfs. Aussi les personnes qui portent dans les jours chauds de l'été de gros bouquets sont elles sujettes à se sentir diversement et fortement affectées, sur-tout d'assoupissement, et cette cause innocente en apparence, produit souvent chez les personnes d'une habitude plétorique des maux de tête, des vertiges, des accès de faiblesse, et des apoplexies.

Ces personnes et celles d'une constitution délicate sont sujettes à des indispositions causées par l'odeur des plantes balsamiques ; mais particulièrement par celles des lys, des roses, des fleurs d'oranges, des hyacinthes et autres semblables. Plusieurs fleurs exhalent une odeur plus forte pendant la nuit que pendant le jour, et les exhalaisons de beaucoup d'arbres et autres végétaux sont particulièrement dangereuses et quelquefois mortelles. Tels sont le noyer et l'if, sous l'ombre desquels sont mortes des personnes qui s'y étaient endormies ; tels encore l'*upas* de Surinam, et le *machineel,* non moins funeste des Indes occidentales.

Tous les aromates impregnent l'air de la même manière et introduisent dans le corps humain des particules étrangères à sa nature qui toutes excitent plus ou moins au sommeil. Le safran et le houblon sont quelquefois devenus funestes ; le dernier sur-tout a souvent causé un sommeil mortel à ceux qui l'avaient imprudemment entassé et mis dans des magasins. L'ambregris et le musc sont aussi, à cause de leur odeur forte très-nuisibles aux personnes d'une constitution irritable et nerveuse.

Les habitations qui sont dans le voisinage des lacs, des étangs et des marais sont exposées à tous les mauvais effets d'une atmosphère humide, c'est-à-dire, à toutes les diverses espèces de fièvres intermittentes. D'un autre côté on a observé que toutes les personnes qui vivent sur les bords des rivières, quoique sujettes quelquefois à ces maladies, ne le sont pas beaucoup à d'autres, et que l'eau courante tend à purifier l'air , quand il est saturé de matières héterogènes nuisibles.

On ne peut donner qu'une réponse conditionnelle à cette question : *quel est l'air le plus salubre à la vie* ? On ne doit pas seulement faire attention à la constitution particulière de l'air , mais aussi à la nature et aux habitudes de l'individu : il ne faut pas , parce qu'un air ne paraît pas nous convenir, se hâter trop vîte de prononcer qu'il est mal-sain. On peut appeller salubre l'air de tout climat, chaud , froid ou tempéré , pourvu qu'il soit pur et par fois agité par le vent ; mais une atmosphère épaisse ou chargée d'exhalaisons animales ou végétales, est certainement délétère. Après tout , on peut regarder peut-être la longévité des habitans d'un pays comme la meilleure preuve de sa salubrité. Aussi trouve-t-on rarement des personnes extrêmement âgées dans des pays élevés ou sujets à des vents fréquens , et dans les petits ports de mer ; au lieu que dans les villages et dans les lieux peu habités , la proportion des vieillards est considérablement plus grande que dans les cités ou villes populeuses. On peut attribuer cela à un air plus pur et à un genre de vie plus simple , dominans dans ces lieux ; car les biens et les

richesses dont les effets concomitans sont un
plus grand luxe, et plus d'aberrations dans
la manière de vivre, vont ordinairement de
pair avec l'accroissement de la population ;
et si les nombreuses cheminées des villes populeuses ne servaient pas, ainsi que tant de
machines assez bien imaginées, à raréfier
l'atmosphère ; il s'en suivrait névitablement
des maux incalculables (21).

De l'épuration de l'air dans les maisons.

Une maison bâtie sur un terrein élevé ;
sur un sol calcaire, dans un pays découvert et d'une température sèche, exposée ni
au plus grand froid, ni à la plus grande
chaleur, se trouve dans la meilleure situation. Des appartemens qui jouissent d'une
libre circulation d'air pur pendant l'été, et
des rayons réchauffans du soleil pendant
l'hiver, sont les plus sains et les plus agréables ; la chaleur de l'été y est considérablement tempérée par l'air, et la rigueur du froid
par le soleil. Il faut de plus qu'ils soient
d'une grandeur et d'une élévation convenables ; car des chambres basses sont préjudiciables à la santé, sur-tout quand elles sont
habitées par des familles nombreuses, et
qu'elles sont rarement aërées, ou plutôt,
ce qui est fort ordinaire, quand l'air en est

soigneusement banni par des portes et des fenêtres closes , par des rideaux , etc. l'endroit le plus convenable pour résider , en hiver , doit être exposé au midi , non-seulement parce qu'il est plus sec , mais aussi parce qu'il est plus agréable , et par conséquent d'une influence plus favorable sur l'esprit. On peut, en été, choisir une chambre située, ou au Nord , ou à l'Est, cette dernière situation est préférable parce qu'elle est exposée aux premiers rayons vivifians du soleil.

Quoique tout le monde ne puisse pas choisir son habitation conformément aux lois de la santé , cependant on ne fait pas assez d'attention à ce choix d'un air pur et sain ; il mérite certainement autant de considération, lorsqu'on achète une maison de campagne, que la qualité du sol ou autres avantages lucratifs.

La constitution locale de l'air ne dépend pas simplement des exhalaisons du sol lui-même, elle dépend aussi des différentes vapeurs que les vents provenans des lieux voisins apportent et mêlent avec lui. Ainsi le voisinage des marais au autres eaux stagnantes peut rendre très-mal-sain l'air d'un pays sec et sablonneux regardé comme salubre par lui-même.

Pour bien juger de la salubrité de l'air

d'un pays, il faut examiner les propriétés
des puits et des sources ; car l'air et l'eau
absorbent les particules salines et minérales
du sol. On peut conclure avec assez d'exactitude qu'un pays qui produit de la bonne eau,
jouit aussi d'un air salubre , et comme la
meilleure eau est insipide , l'air le plus pur
est inodore.

Voici quels sont les signes les plus certains
auxquels on peut reconnaître si l'air des
chambres est humide ou non. Les murs ou
la tapisserie changent de couleur ; le pain se
moisit dans les buffets , les éponges retiennent dans les chambres leur humidité , les
pains de sucre s'amolissent , l'airain et le
cuivre acquièrent une couleur verte , ou se
couvrent de vert-de-gris , les meubles se fen-
dent ou se moisissent.

La chambre où l'on se tient , doit être ,
s'il est possible , au-dessus de rez-de-chaus-
sée , ou au second étage , elle doit être cons-
truite de façon à admettre un libre courant
d'air ; ou si cela ne se peut on doit souvent
renouveler l'air en ouvrant les croisées , ou
le purifier par un grand feu.

Il ne suffit pas cependant, pour conserver
la salubrité de l'air des appartemens , de le
changer continuellement en ouvrant les portes , et quelquefois les fenêtres. On peut en-

core conseiller les précautions suivantes ,
comme très-utiles : 1°. Pratiquer de petites
ouvertures au plancher , ou aux murs de la
chambre près du plancher , dans une direction oblique , afin que la pluie ou la
neige n'y puissent pénétrer. 2o. Appliquer
à quelque partie de l'embrâsure des fenêtres
des ventilateurs ou petites roues mobiles ,
faites de tôles ou de fer battu , et que la
pression de l'air extérieur met en mouvement. C'est un excellent moyen d'introduire
dans une chambre de l'air atmosphérique
nouveau, que d'ouvrir et de fermer de temps
en temps la porte. La meilleure place pour
ces ventilateurs est à sept pieds au-dessus du
parquet. 3°. Pratiquer des canaux d'air en
ligne droite de la porte à la cheminée , ou
plutôt au mur de la cheminée , et cachés sous
le parquet de la chambre. Cependant comme
ces canaux sont très - dispendieux et paraïs-
sent plus propres à chasser la fumée de la
cheminée , lorsqu'on a essayé en vain tous
les autres moyens , qu'à éloigner l'air impur
de la partie supérieure de la chambre , je
vais parler d'une méthode meilleure et plus
aisée de parvenir à ce but. C'est une découverte récente, faite par un médecin Français ,
dans la vue d'épargner la grande dépense
des ventilateurs , destinés à purifier l'air des

(137)

grandes salles d'hôpitaux, pleines de malades attaqués de fièvres putrides, sur-tout
dans les grandes chaleurs de l'été. Il fait
pratiquer nombre de petits trous à la partie
supérieure du chassis des fenêtres, il place
dans ces trous un égal nombre de tuyaux,
qui présentent au-dehors une ouverture de
9 ou 12 pouces de diamêtre, et se terminent
dans l'intérieur presqu'en pointe ou au moins
par une ouverture qui n'excède pas la grandeur d'une petite plume. Par cette invention
simple, l'air des chambres des malades est
si efficacement renouvelé par la grande et
constante pression de l'air extérieur, qu'on a
jugé inutile tout autre moyen artificiel de
purifier l'air putride des grands hôpitaux (22).

On peut, dans les jours chauds de l'été,
ouvrir les fenêtres de bonne heure le matin
et le soir, afin de rafraîchir par l'air du dehors l'air échauffé des chambres. Il n'est cependant pas sûr, et même il est quelquefois
dangereux de laisser ouvertes durant les nuits
d'été, les fenêtres des chambres à coucher,
car il est très à craindre que l'air frais de la
nuit n'arrête la transpiration, la susceptibilité des pores ayant été très-augmentée par
la chaleur du jour, et l'étant encore par
celle du lit. On peut ouvrir en sûreté pendant la nuit les chambres qu'on habite le

jour, dans les maisons de plaisance ou dans celles qui sont entourées de plantes et d'arbres. On ne doit ouvrir les chambres à coucher et autres que quelque temps après le lever du soleil, et les fermer à son coucher. Il faut aussi les ouvrir et les fermer de meilleure heure dans les jours nébuleux que dans les jours séreins.

Les vêtemens doivent être un peu plus chauds que d'ordinaire dans les saisons froides et humides ; on peut avec un double avantage, porter de la flanelle sur la peau, et faire des fumigations de baies de génièvre, ou autres arbrisseaux semblables, dans les chambres qu'on habite, la fumigation a l'avantage qu'elle contribue à sécher et en quelque sorte à échauffer l'air.

On tempère un air sec et chaud, en plaçant en différens endroits d'une chambre des vaisseaux pleins d'eau froide, ou comme on le pratique souvent dans les climats chauds, en répandant de l'eau sur le plancher. Le plus grand ou le moindre degré de corruption de l'air dans un appartement dépend beaucoup de l'espèce de travail, ou exercice qu'on y fait. Six horlogers ne rendront pas l'air aussi impur, dans le même espace de temps, que deux charpentiers. De-là la nécessité des chambres élevées, au lieu de greniers bas pour les ateliers de mécaniques.

C'est un ornement aussi agréable qu'utile ,
de mettre sur les fenêtres des plantes et des
fleurs , pourvu qu'elles ne soient pas d'une
odeur trop forte. Il est utile encore dans les
beaux jours de répandre des plantes fraîche-
ment cueillies (et non des fleurs) dans une
chambre exposée aux rayons du soleil , en
ayant soin cependant de les enlever aussitôt
qu'il se retire. Cette méthode d'exposer dans
les appartemens des plantes ou même des
branches d'arbres garnies de leurs feuilles
vertes , peut avoir une influence salutaire
sur les valétudinaires et sur-tout sur les ast-
matiques , parce que l'air vital ou oxygène
qu'elles exhalent s'introduit par degrés dans
les poulmons.

On doit éviter d'avoir près des fenêtres
d'une maison de grands arbres à feuillage
épais ; car outre qu'ils obstruent le passage
de la lumière du jour et de l'air frais , et
tendent ainsi à rendre les chambres humides,
leurs exhalaisons pendant le soir et durant
la nuit sont mal-saines. Des arbres plantés
à la distance de 8 ou 10 verges de la maison,
n'empêchent point le libre accès de l'air. Ils
présentent aux yeux un objet agréable , et
on ne peut trop les recommander , à cause
de l'ombre raffraîchissante qu'ils donnent en
été , et de leurs salutaires exhalaisons pendant le jour.

On a déjà dit que la flamme des chandelles consume l'air pur ; c'est pour cela qu'il est très-préjudiciable d'éclairer des assemblées ou autres grandes salles d'un nombre superflu de lumières. Cette extravagance est encore plus dangereuse dans les lieux où, indépendamment de la quantité de monde, il y a grand nombre de mets assaisonnés avec les plus riches épices de l'Orient et de l'Occident, qui tous contribuent à saturer l'air des particules les plus hétérogènes. Comme les personnes d'une poitrine délicate doivent extrêmement souffrir dans une pareille atmosphère, il conviendrait de pourvoir toutes les salles publiques d'un nombre suffisant de ventilateurs coniques décrits plus haut.

Strictement parlant, on ne doit point habiter la chambre où l'on mange qu'elle n'ait été aërée ; ceux qui ne peuvent le faire, doivent soigneusement éviter de rester des heures entières à table ; les mauvais effets d'un pareil air ainsi attiré ne s'apperçoivent pas par les personnes qui continuent leurs libations après diner, mais ils sont très-sensibles pour ceux qui viennent du dehors.

Il n'est pas moins mal-sain de dormir dans une chambre qui renferme beaucoup de fruits verts, ce qui arrive souvent dans

les maisons de campagne, sur-tout dans celles
où l'on recueille beaucoup de fruits. Il s'en
exhale une quantité de matière de gaz inflammable qui impregne l'air. C'est pour
cela qu'on voit des femmes délicates se trouver mal en approchant d'endroits où l'on
garde des coins ; c'est pour cela encore que
les magasins où l'on garde des provisions
de toutes espèces , soit animales , soit végétales , sur-tout de l'huile , des chandelles ,
de la graisse , de la viande crue ou bouillie ,
ou rôtie , de la pâtisserie , etc. sont extrêmement mal-sains.

Comme le linge sale absorbe promptement
la matière transpirable de la peau , on ne
doit pas le laisser long-temps dans la chambre à coucher ni dans celle où l'on se tient.

On ne doit pas , s'il est possible , rester
tout le jour dans la chambre où l'on couche,
parce que les couvertures du lit , et particulièrement les lits de plume communiquent
à la longue les exhalaisons qu'ils ont absorbées pendant la nuit ; car le courant d'air
qu'on a introduit le matin dans la chambre,
n'est pas suffisant pour la purifier.

La vapeur du charbon produit, sur-tout
dans les appartemens clos , des effets dangereux et souvent funestes. Il remplit l'atmosphère de gaz acide, carbonique dont l'ins-

piration finit par entraîner l'asphyxie, s'il est
en grande quantité, et qui dans le cas contraire, produit une douleur de tête, le vertige et la
torpeur. Les teinturiers qui s'en servent ha-
bituellement pour sécher leurs étoffes ne man-
quent guères d'en ressentir de fâcheux effets.

Tous les arts et métiers où l'on fait usage
de laine grasse, d'huile, de couleurs et
autres substances semblables sont, jusqu'à
certain point, préjudiciables à la santé. Ceux
du forgeron, du perruquier, de l'émailleur,
du peintre en bâtiment, etc. saturent l'air
d'une chambre de vapeurs pernicieuses, humides et sulfureuses. On peut conclure du
changement que l'huile et les chandelles en
brûlant apportent dans la couleur des murs
et rideaux blancs, que cette vapeur fétide
pénétre aussi dans le poumon, et doit avoir
des effets nuisibles (23).

Il faut observer de plus que toutes les vapeurs humides sont préjudiciables lors même
qu'elles ne tendent pas par leur nature à
souiller l'air. C'est pour cela qu'il faut soigneusement éviter de tenir dans une chambre des linges, des habits et des parapluies
mouillés. Les métiers dans lesquels on est
obligé de faire sécher des matières mouillées,
dans des appartemens fortement échauffés ;
les tourneurs, les pottiers, les relieurs, par

exemple, sont particulièrement sujets aux enflures et à d'autres affections pour le moins désagréables, si elles ne sont pas dangereuses.

De la chaleur et du froid.

L'observation et l'expérience nous ayant appris qu'une chaleur immodérée relâche le corps, raréfie le sang et cause une grande déperdition des fluides animaux et que les habitans des régions tempérées sont plus forts et plus rigoureux, et parviennent à un âge plus avancé que ceux des climats plus chauds, il s'en suit que nous ne devons pas nous énerver le corps en le tenant immodérément chaud, en nous couvrant d'habits superflus, en nous plongeant inutilement dans des bains chauds, en faisant un grand feu dans une saison douce, ou en dormant dans des chambres chaudes, et peut être sur des lits de plume. La température d'une chambre de compagnie ne doit pas excéder 60°· du thermomètre de Farenheit; celle d'une chambre à coucher peut être de 50, parce que la température moyenne de notre climat est entre 50 et 55.

L'homme est capable, sans doute, de se faire à la plus grande chaleur, ainsi qu'au plus grand froid; il n'y a cependant que peu

de personnes d'une constitution très-forte qui
puissent supporter des changemens subits.
Le passage graduel d'une saison à une autre
nous prépare plus sûrement aux vicissitudes
du froid et de la chaleur. C'est donc une erreur d'une grande conséquence , dans le systême d'éducation moderne , de n'accoutumer
nos enfans qu'à supporter le froid. Les personnes qui ne peuvent soutenir la chaleur
du soleil , ou de chambres fortement échauf-
fées , sont, par leur excessive délicatesse ,
souvent exposées à des accidens très-violens
et même mortels. On doit donc accoutumer
par degrés les enfans à ces inconvéniens ,
qui , en effet , se présentent souvent ou sont
plus dangereux que ceux qui proviennent de
transitions subites à une température plus
froide ; car on peut en quelque sorte détruire ces derniers par l'exercice et l'action
musculaire.

Dans les jours étouffans de l'été , on doit
particulièrement éviter de s'échauffer trop
violemment ; en automne on ne doit pas porter des habits trop légers , et se tenir toujours un peu plus chaudement le matin et le
soir ; en un mot , on doit éviter tout ce qui
peut diminuer la transpiration. La mauvaise
coutume d'approprier les vêtemens à l'almanach et à la mode plutôt qu'aux vicissitudes

de

de la température , doit , dans cet inconstant climat , produire nécessairement plusieurs effets fâcheux. On devrait quitter ses habits d'été de meilleure heure en automne , et se couvrir plus chaudement par degrés , selon les variations de la température. Au surplus cependant , il conviendrait peut-être mieux de s'accoutumer à une seule espèce d'habit pour toutes les saisons. J'examinerai plus particulièrement dans le quatrième chapitre les avantages de cette coutume.

A l'égard du temps où il faut commencer à faire du feu en automne , on a supposé qu'il était mal-sain d'en faire trop tôt , et qu'on s'exposait souvent à des catarrhes. Cette assertion est certainement mal fondée ; car on ne doit pas tant se régler pour échauffer les chambres et se couvrir le corps , sur le temps particulier de l'année , que sur l'état de la saison , et sur les degrés de chaleur et de froid actuels. On ne peut aisément se tromper en faisant attention à ces circonstances. Si dans les jours tempérés de l'automne, la chambre est plus froide que l'air extérieur , il est temps alors de faire un peu de feu ; c'est même une précaution utile en été quand la températnre est humide et froide. Ceux qui, par caprice , par habitude ou préjugé, aiment mieux trembler de froid quelques se-

maines de plus, que de consulter leurs sensations, ressentent souvent les suites d'un
froid violent. Les poëles hollandais et allemands donnent certainement à une chambre une chalenr plus uniforme, mais qui a
pourtant le désavantage de rendre plus sensible, hors de l'appartement, aux vicissitudes
extérieures.

Puisque nous ne pouvons respirer ni vivre
sans air frais, nous ne devons pas trop soustraire nos corps aux effets fortifians du froid,
nous devons, à cet égard, nous conduire d'a-
près les intentions de la nature, c'est-à-dire,
nous exposer aux divers changemens de température, avec la même graduation que la
plus chaude se convertît en un état plus froid.
Le froid alors n'est pas saison désagréable et
n'empêche pas la transpiration, sur- tout
quand on lui oppose un vigoureux exercice
du corps. On doit aussi prendre en hiver une
nourriture plus solide qu'en été ; parce que
les digestions sont plus promptes et plus faciles, et le travail d'une digestion laborieuse, plus nécessaire pour l'entretien de la
chaleur animale.

CHAPITRE III.

*De la propreté , de ses diverses modifications et de
ses rapports immédiats avec la santé. — Du soin
des dents. — De l'usage des bains.*

De la propreté , en général.

CETTE vertu domestique doit étendre son
influence sur tout ce qui se rapporte à tous
les besoins du corps humain, à la préparation
et à la consommation des alimens et des boissons , aux vêtemens , à l'habitation , aux
meubles et à tous nos rapports physiques. En
un mot , la propreté ne se borne pas seulement à l'économie domestique intérieure ;
elle exige encore notre attention dans tous
les lieux que nous occupons et par-tout où
nous respirons.

Nos habits , notre linge , nos lits , nos couvertures , nos draps doivent tous être propres et secs , parce qu'ils absorbent tous la
matière transpirable et arrêtent la transpiration. Les vêtemens sales qui sont en contact
avec la peau , et sont immédiatement placés
sur les pores , hors d'état de s'imbiber des humeurs transpirées, les reportent dans le corps

par le moyen des absorbans (24). Le linge sale n'attire jamais la matière inutile ou nuisible, qui est secrétée du sang et rejetée hors du corps. Elle reste sur les pores de la peau, et y est réabsorbée par les vaisseaux, ou bouche les emunctoires qui doivent toujours être ouverts. Il est, par la même raison, très - dangereux de porter les habits de personnes malades, sur-tout dans maladies contagieuses.

On doit souvent laver le corps avec de l'eau pure, spécialement en été, où la matière transpirable étant d'une nature onctueuse et gluante, s'oppose à l'exhalaison cutanée. On doit laver, tous les jours, soir et matin, le visage, le cou et les mains qui sont exposés à l'air, à la poussière, etc. on doit aussi donner son attention aux oreilles, en les nettoyant de temps en temps, afin que l'accumulation du cérumen, qui, par sa nature, est sujet à s'épaissir, n'altère point le sens de l'ouie. Il faut souvent laver et nettoyer toute la tête, lors même qu'on ne fait pas usage de poudre, car elle transpire beaucoup, et est en outre exposée à la poussière et aux autres particules de l'atmosphère. Le lavage ouvre les pores ; et le peigne par son étroite application à la peau, enlève cette humeur visqueuse qui s'y épaissit.

On doit, tous les matins, après diner et le

soir, se laver la bouche ; mais en hiver avec de l'eau tiède. Il est d'autant plus nécessaire de se laver la bouche, que les glaires visqueuses et les petites molécules qui s'insinuent dans les interstices des dents , sont très-sujets à se putréfier , et que si , on ne les écarte pas, elles infectent l'haleine et attaquent par degrés les dents elles-mêmes. D'ailleurs ces glaires s'attachent à la langue, couvrent les papilles qui nous font goûter les alimens , et rendent le sens du goût moins sensible.

On doit encore nettoyer sa langue tous les matins , soit avec un petit morceau de baleine , soit avec une feuille de sauge , cette feuille est également utile pour polir les dents. Pour se laver la gorge , on se la gargarise avec de l'eau fraîche , et on en avale chaque matin un verre. Cette habitude , dès qu'on l'a une fois prise , est d'un grand avantage.

Il n'est point indifférent pour la santé de se faire fréquemment la barbe et de se couper les ongles. Des ongles longs , sur - tout tels qu'ils étaient de mode , il y a quelques années , défigurent les mains , et empêchent les pieds de s'étendre librement. Mais on ne doit pas les couper trop courts , parce que le bout des orteils n'est plus soutenu dans leur pression sur la terre , et les doigts dans le toucher. Ils pourraient aussi être aisément blessés, et les blessures sous les ongles sont en général suivies de conséquences fâcheuses, à cause de la grande quantité de nerfs qui y aboutissent. Quand les ongles des orteils sont trop longs, ils sont sujets à entrer dans la chair, à devenir un obstacle à la marche, et à causer une ulcération très-opiniâtre.

Il est principalement nécessaire pour se conserver les dents, de ne jamais se coucher sans se les nettoyer; cela empêche les particules visqueuses des alimens ramassées pendant le jour, de les corrompre pendant la nuit. Le mal de dents, aujourd'hui si commun, est souvent dû à leur corie; mais il vient encore plus souvent du défaut de propreté. Il faut cependant apporter quelque précaution dans le nettoyement des dents. Ce qu'on appelle tartre des dents, gâte leur émail par son séjour, et doit être écarté avec le plus grand soin. La manière dont la plûpart des dentistes traite les dents, leurs poudres, leurs teintures et autres dentifrices, tant vantés et tant recommandés qu'ils sont, n'en sont pas moins dangereux. Ils privent les dents de leur émail, les ébranlent, gâtent les gencives. Les divers dentifrices *royaux* ou *impériaux*, annoncés dans les papiers publics, sont au moins d'un effet douteux, sinon nuisible ; et c'est une preuve étonnante de crédulité et d'infatuation , que le peuple prenne avec confiance des médecines externes et internes , quand il hésite à prendre un aliment qu'il ne connaît pas.

Lorsqu'il n'y a pas trop de tartre et qu'il adhère comme un ciment entre les dents , il serait imprudent d'enlever cette cohésion tartareuse qui les priverait de leur soutien. Alors le contact continuel de la langue des lèvres et des alimens les ébranlerait et les ferait tomber. La même chose arriverait si on laissait le tartre ronger les gencives ; la base des dents , dans ce cas , étant attaquées, elles tomberaient nécessairement, car les gencives ne pourraient plus retenir une dent privée de son ciment intermédiaire.

On ne doit donc pas enlever subitement le tartre avec des instrumens de fer ou de verre ; mais on peut le gratter avec un tuyau de plume taillé , ou autre substance semblable , qui ne puisse pas attaquer l'émail des dents. La plupart des gouttes dissolvantes , sur-tout celles qu'on vend comme des spécifiques pour blanchir les dents , sont composées d'acide vitriolique délayé dans des eaux distillées. Elles ne sont bonnes qu'à enlever l'émail avec le tartre , et à gâter ainsi les dents pour jamais. Les brosses des dents ordinaires sont sujettes à la même objection.

Pour empêcher le tartre de s'établir sur les dents , il faut les tenir propres , en les lavant tous les matins et tous les soirs. Il est nécessaire aussi de citer certains alimens et certaines boissons comme tendant à produire et à accumuler le tartre. Telles sont toutes les substances salines et visqueuses , tous les mets salés et enfumés ; les fromages , les œufs durs , la viande de sanglier et des bêtes fauves , que l'on garde trop long-temps pour les rendre plus tendre et plus mangeable , les truffes et toutes les espèces de mousserons ; les haricots , les pois, les châtaignes, le vinaigre , les vins aigres et toutes les espèces de fruits acides.

Un moyen également sûr et efficace pour enlever le tartre , est de couvrir les dents d'une poudre fine , appelée *gomme adragante*, ou de cire molle ; on extrait par ce moyen toute la matière tartareuse.

Quoiqu'il n'entre pas dans le plan de cet ouvrage de traiter des diverses maladies auxquelles les dents sont sujettes, ou de décrire les différens moyens de les guérir, je crois cependant nécessaire d'indiquer les remèdes les plus simples et les plus approuvés pour cette douloureuse affection. Si elle provient d'une dent cariée, on peut mettre, dans la cavité, un peu de *quinquina*, s'il n'enlève pas la douleur, on peut appliquer sur la dent du coton imbibé de quelques gouttes d'*huile de cajeput*, ou en frotter extérieurement le côté douloureux de la joue. *Thunberg*, voyageur Suédois, ayant été témoin, dans les Indes Orientales, des effets puissans et instantanés de l'huile de cajeput, qui est dans ces contrées le dernier expédient des goutteux et des rhumatistes, en a introduit l'usage en Europe.

Le docteur Richter, médecin célèbre de Gottingue, nous apprend qu'il a souvent soulagé le plus violent mal de dents, en appliquant extérieurement de l'essence de pimprenelle avec une égale quantité de laudanum, en y ajoutant une goutte ou deux de l'huile essentielle de clou de gérofle. Quoique les remèdes extérieurs ne soient pas propres à guérir radicalement cette maladie, on peut cependant y recourir, avec sûreté, dans les cas urgens, sur-tout si on peut les appliquer sans offenser la peau du visage ; car ils procurent souvent un soulagement momentané. Si, cependant, le mal de dents vient d'une *cause non locale*, comme d'une affection gastrique, catarrhale, rhumatismale, hystérique, vénérienne, tous les topiques deviennent insuffisans, si l'on ne s'attache préalablement à attaquer la cause interne. J'ai souvent éprouvé que l'huile de genièvre est préférable au laudanum.

Dans les maladies scorbutiques des dents et
des gencives , le meilleur correctif est un
régime végétal principalement composé de
fruits mûrs et de végétaux mucilagineux. On
peut, en outre, employer, avec avantage ,
une poudre fine composée de trois parties de
sucre rafiné et d'une partie d'alun brûlé , dont
on se frotte les dents et les gencives. On doit
aussi faire attention à la connexion qui subsiste entre les dents et l'estomac. Si les premières ne peuvent opérer la mastication , les
pouvoirs digestifs s'altèrent par degrés et finissent par être inaptes à la digestion. De même
si celle-ci s'opère péniblement ou imparfaitement, les dents s'affectent sympatiquement ,
deviennent noires , chancelantes, cariées ,
fétides , tartareuses , etc.

De l'usage des bains.

Cette branche importante du régime diététique est d'une pratique et d'une efficacité
excellentes pour prévenir et pour guérir les
maladies. Quoique les anciens pussent moins
se dispenser de l'usage du bain , à cause de
la fréquence de leurs exercices athlétiques et
du défaut de linge qui était alors beaucoup
moins commun que de nos jours , cependant

on retirerait aujourd'hui un grand service de leur emploi, s'il était plus général et plus fréquent, et s'il n'était pas borné à des saisons et à des lieux particuliers comme une simple affaire de mode. Considéré comme une espèce de remède domestique universel et comme la base de la propreté, on peut dire que le bain, sous toutes les différentes formes, est un des plus étendus et des plus salutaires restaurans des forces vitales. Je ne prétends cependant pas insinuer que le bain peut guérir toutes les maladies, comme l'a dernièrement promis, dans ce pays, un fameux empyrique qui, très-ingénieusement, a imprégné ses bains de vapeurs d'un grand nombre de productions végétales. Un pareil remède universel est aussi chimérique que les plus fameuses panacées.

On a coutume de regarder le bain chaud, c'est-à-dire tiède, comme propre à affaiblir et à relâcher le corps ; mais c'est une erreur. Il ne produit cet effet que quand il excède la température du sang, qui est celle de 96 à 98° du thermomètre de Fareinheit ; comme le bain chaud et le bain du roi à Bath, qui sont tous deux de 18 à 20° plus haut que la chaleur du sang. On ne doit pas, en effet, faire usage des bains immodérément chauds, dans leur état naturel, c'est-à-dire sans avoir réduit leur température avec de l'eau froide, si ce n'est dans des cas particuliers et d'après l'ordre d'un médecin. Mais le bain tiède, depuis 85° jusqu'à 96° est toujours sûr. Loin de relâcher le ton des solides, on peut le regarder, au contraire, comme un des restaurans les plus puissans et les plus universels que nous connaissions. Au lieu d'échauffer le corps, il le rafraîchit ; il diminue la vivacité du pouls, et la réduit davantage selon que le pouls a été plus prompt et plus immodéré, et selon la longueur du temps qu'a duré le bain. Les bains tièdes sont donc d'une grande utilité, lorsque le corps a été échauffé par quelque cause que ce soit, après la fatigue, après un voyage, après un dur exercice du corps, ou après des efforts ou des troubles violens de l'esprit. Ils appaisent les mouvemens orageux et irréguliers du corps, et, par conséquent, donnent, rigoureusement parlant, de la vigueur à tout le système.

Il est aisé de comprendre, d'après cela, dans quelles maladies particulières le bain tiède peut être de la plus grande utilité, et pourquoi il est si éminemment avantageux dans les cas de paralysie, de spasmes, de consomption, d'hypocondrie, d'hystérie, de démence, sur-tout lorsque la peau, chaude, rude, indique un état prononcé d'érétisme. Un effet sensible du fréquent usage du bain, particulièrement du bain tiède , est d'amollir et d'approprier les tégumens extérieurs du corps. Il augmente considérablement la pression de l'air extérieur ; voilà pourquoi la respiration , en entrant dans le bain , est souvent un peu difficile , jusqu'à ce que les muscles ayent acquis , par la pratique , un plus grand degré de puissance. Cet effet , cependant , qui , dans beaucoup de cas, est de peu d'importance , exige dans quelques-uns la plus grande précaution , jusqu'à empêcher tout-à-fait l'usage du bain. Il y a, par exemple , des personnes d'une habitude pléthorique , qui , par l'usage précipité du bain chaud ou froid, ont été exposées à des hémorragies inquiétantes.

Le bain , dans les rivières ainsi que dans la mer, est d'un meilleur usage, considéré , soit comme moyen de propreté , soit comme application tonique. On ne peut trop , pour ces raisons , le recommander non-seulement aux gens faibles et infirmes , mais aussi aux personnes en santé. La crainte des mauvaises conséquences de la froideur de l'eau est, dans le fait, mal-fondée ; car la sensation du froid, outre qu'elle a , par sa propriété astringente , un effet fortifiant , n'est point nuisible par elle-même.

La même précaution , dans l'usage du bain

tiède, est cependant nécessaire dans celui du bain froid ; car il peut devenir instantanément fatal lorsque le corps est échauffé , sur-tout dans les jours chauds de l'été : il peut alors causer l'apoplexie. Les pléthoriques, les asthmatiques , et tous ceux dont le sang tend à se porter à la tête ou à la poitrine , doivent être très-circonspects dans son usage. Le bain peut devenir un exercice agréable à ceux qui sont d'une constitution saine et robuste , en ce qu'ils peuvent nager contre le courant. Les fibres, étant alors obligées de résister au pouvoir des vagues , excitent par-là l'action des nerfs.

Le changement que le contact de l'eau froide produit sur le corps, nous conduit naturellement à examiner la nature et les propriétés physiques du bain froid. L'eau la plus légère est au moins 800 fois plus pesante que l'air. D'où l'on a conclu que la première presse sur le corps humain , avec une force proportionnellement plus grande. Si donc la colonne d'air , qui presse sur notre corps avec une force égale à 39,900 livres , pouvait se convertir en eau , tout le poids de cette pression monterait à 31,920,000 livres. Cependant, comme notre santé est affectée d'une différence de pression de l'air qui varie quelquefois de 3 à 4000 livres , on peut aisément

(159)

comprendre que le corps humain n'est pas
fait pour soutenir, pendant long-temps, la
grande pression de l'eau. C'est pour cela que
les Nègres les plus expérimentés n'osent s'en-
foncer dans la mer au-delà d'une certaine
profondeur, parce qu'ils savent bien qu'il leur
serait impossible de s'élever contre un poids
d'eau additionnel qui presserait sur leur
corps.

Les propriétés sensibles du bain froid, en
général, sont de contracter les parties solides. Toute partie du corps, qui est exposée au
contact subit de l'eau froide, éprouve, au
même instant, un degré de tension et de contraction, et devient plus étroite et plus petite.
Les vaisseaux sanguins capillaires sont sujets
à cette contraction et à ce relâchement sub-
séquens. Ce qu'on appelle vulgairement *chair
de poule* est un effort des fibres cutanées,
une contraction spasmodique des orifices des
vaisseaux absorbans et exhalans. D'où il arrive que l'eau froide resserre et diminue tellement tous les vaisseaux sanguins de la peau
et des muscles qui sont en contact immédiat
avec elle, qu'au moment ils sont incapables
de recevoir la quantité de sang ordinaire ou
d'exhaler cette vapeur insensible qui consti-
tue la transpiration. Le sang, ainsi exclu des
vaisseaux capillaires de la surface, reflue vers

les gros vaisseaux du centre et des cavités du
tronc, et y cause une pléthore momentannée.
Les gens sains et vigoureux, qui ont recours
au bain froid pour se tenir propres et s'affermir le corps, peuvent y rester en sûreté pendant un temps considérable. Mais la propriété d'affermir et de donner de l'élasticité
aux parties solides, dépend de l'impression
soudaine du froid. Ce premier effet s'affaiblit
et devient nul, quand on reste dans le bain
jusqu'à ce que l'eau soit échauffée, car alors
la pression ou la vibration, qui avait lieu sur
les nerfs, cesse à la fin. Le temps le plus convenable pour se baigner, est celui où l'estomac n'est point occupé aux fonctions de la
digestion, tel que le matin ou l'après-dîner,
ou trois ou quatre heures après dîner.

Le bain froid, entre 65 et 32° du thermomètre de Fereinheit, n'est pas, strictement
parlant, un remède diététique ; ses effets ne
s'appliquent pas aussi bien aux gens sains et
robustes, qu'aux infirmes et aux malades,
dans certaines circonstances particulières.
L'usage extérieur de l'eau froide est d'un
avantage singulier, quand on l'applique à
certaines parties du corps où on peut le con-
tinuer long-temps sans danger, et accomplir
en quelque sorte, par force et par persévérance, les effets qu'on veut produire.

De toutes les parties du corps, la tête est
celle

celle qui reçoit le plus d'avantage de l'affusion de l'eau froide. Cette affusion est un remède simple et efficace contre une trop grande tendance du sang vers cette partie , lorsqu'on est menacé d'apoplexie ; dans les maladies du cerveau et du crâne , ainsi que dans les blessures et autres maux auxquels la tête est sujette : dans ces cas , les sels frigorifiques ou réfrigérans peuvent encore augmenter ces bons effets. On se sert aussi , avec un grand avantage , de l'affusion d'eau froide sur l'abdomen , dans le cas d'une constipation opiniâtre ; elle procure un soulagement presqu'instantané , quand les remèdes internes n'ont produit aucun effet. Cela ne doit cependant pas engager à tenter ce remède indiscrètement ou sans l'avis d'un médecin.

Mais, dans tous les cas, au contraire, où le bain froid pourrait répercuter certaines affections éruptives que la nature porte vers la surface du corps, on ne peut y recourir sans danger. L'apoplexie est souvent la suite de l'usage intempestif du bain froid ; et plus souvent encore qu'on ne le pense généralement ; et cependant l'opinion populaire que , pour fortifier les nerfs , il ne peut y avoir de meilleure pratique que de plonger dans le bain froid tout le corps à la fois , et dans tous les états , est encore dominante. On y accou-

tume, sur-tout les enfans, dès leur plus bas
âge, afin de leur redonner ce degré de
vigueur corporelle, qui a rendu nos ancêtres si fameux. Que plusieurs enfans, par la
pratique journalière du bain froid, croissent
et acquièrent de la santé et de la force, cela
prouve aussi peu que tant d'autres qui deviennent vigoureux et robustes dans les climats les plus mal-sains, et malgré le traitement le plus défavorable. On croit, par l'usage
du bain froid, fortifier le corps contre les
vicissitudes de la température ; mais on peut
prouver que les enfans qui, dès leur jeune
âge, ont été baignés dans l'eau froide, sont
autant exposés aux toux et aux catarrhes, que
ceux qui n'y ont point été accoutumés, pourvu qu'ils n'aient point été élevés avec trop de
mollesse et trop d'indulgence. En général,
tous les plans artificiels, pour endurcir et
affermir le corps des enfans, ne sont recom-
mandables que quand l'enfant ne montre pas
pour eux une forte et constante aversion (25).
Galien remarque que le bain froid ne convient point aux jeunes gens qui sont dans
l'accroissement. Il leur conseille de ne se baigner nullement, que leur corps ne soit complettement formé. N'est-il pas contradictoire
qu'au moyen du bain froid nous espérions
amener le corps de la jeunesse à la vigueur

de l'âge, et qu'ensuite, quand l'âge approche, nous voulions le rendre plus souple et lui redonner son énergie par le moyen du bain tiède ? On doit donc regarder le bain froid comme un remède incertain pour fortifier les enfans.

Nous allons maintenant donner quelques règles pour l'usage du bain froid , dans les cas où il peut être utile. 1o. Tout bain froid , appliqué sur tout le corps , doit être de courte durée. Tout dépend de la première impression du froid sur la peau et les nerfs , parce que c'est cette impression qui nous endurcit contre les différens effets de la température. 2o. On doit toujours mouiller la tête la première , soit par immersion , soit en versant de l'eau dessus , ou par l'application de linges mouillés ; on plonge ensuite la tête dans le bain. 3o. L'immersion doit être subite , non-seulement parce que l'impression se sent moins que lorsqu'on entre dans le bain lentement et avec crainte , mais aussi parce que l'effet de cette première impression est uniforme sur tout le corps , et que le sang n'est point de cette manière poussé des parties inférieures vers les parties supérieures. Le bain de douches possède pour cela un grand avantage , parce qu'il verse subitement l'eau sur tout le corps, et remplit ainsi , de la manière

la plus parfaite, les trois règles précédentes.
4o. On ne peut assigner la température convenable du bain froid que relativement aux
cas individuels ; elle s'étend de 33 à 56° de
Fareinheit, excepté dans les bains *partiels* ,
où , comme on l'a déjà observé, on peut et
l'on doit souvent augmenter le degré de froid
avec de la glace, du nitre, de l'alun, du sel ,
du sel ammoniac et autres moyens artificiels.
5o. Un exercice modéré doit précéder le bain
froid , afin de provoquer la réaction du systême vasculaire au moment où l'on y entre ;
un repos parfait ou un exercice trop violent
sont des préliminaires contraires à l'usage de
ce remède. 6o. Le matin ou l'après-midi est le
temps le plus convenable pour le bain froid ,
à moins qu'on ne le prenne dans une rivière ;
dans ce cas , le temps le plus propre est l'après-
midi ou vers le soir, quand l'eau a été échauffée par le soleil et que la digestion est faite : un
léger déjeûner , avant le bain , ne peut être
nuisible. 7o. Tant qu'on est dans l'eau , on ne
doit point rester inactif , mais faire du mouvement , afin de provoquer la circulation du
sang du centre vers les extrémités du corps.
8o. Après l'immersion, on doit essuyer tout le
corps aussi promptement qu'il est possible ,
en se servant pour cela d'un linge sec et rude.
Une promenade modérée est ensuite convenable et même nécessaire.

Il serait trop long d'indiquer les diverses situations dans lesquelles on peut recourir, avec une sûreté et un avantage complets, au bain froid ; cela d'ailleurs n'appartient pas, strictement parlant, à notre sujet. Je vais cependant présenter brièvement certaines circonstances où l'on doit absolument s'en abstenir. 1o. Dans une pléthore générale ou plénitude habituelle du corps, et dans la disposition fébrile qui l'accompagne ; dans les hémorragies ou flux de sang, et dans toute espèce d'inflammation. 2o. Dans la constipation et les obstructions des viscères abdominaux. 3o. Dans les maladies de poitrine, dans tous les cas d'oppression, dans les toux sèches et courtes. 4o. Dans les affections scorbutiques et vénériennes récentes. 5o. Dans les paroxysmes goutteux et rhumatismals. 6o. Dans les maladies cutanées. 7o. Dans l'état de grossesse. — Le meilleur bain froid est celui de la mer ou d'une rivière. Lorsqu'on est obligé d'en prendre chez soi, je conseille de recourir au bain de douches, qui exige un appareil convenable.

Si l'on veut s'en épargner les frais, voici comment on peut y suppléer. On emplit d'eau froide un arrosoir ordinaire ; on fait asseoir l'individu nud sur une chaise placée dans une grande cuvette ; on étend ses cheveux sur ses épaules, aussi épars qu'il est possible ; on verse alors l'eau de l'arrosoir sur la tête, sur le visage, sur le cou, sur les épaules, et progressivement sur toutes les parties du corps du malade jusqu'aux pieds, et jusqu'à ce que tout le corps ait été baigné. On essuie bien ensuite le malade et on lui fait prendre un exercice modéré, jusqu'à ce qu'une légère rougeur ait succédé, sur son visage, à la sensation du froid. Il faut, la première fois qu'on a recours à cette espèce de bain, en user avec précaution, et se servir d'eau un peu tiède, afin que la sensation ne soit pas trop forte. Mais, quand on s'y est une fois accoutumé, on peut augmenter le degré de froid, faire tomber l'eau d'une plus grande hauteur et aggran dir les trous de l'arrosoir, afin de rendre la douche plus pesante. On peut, au lieu d'arrosoir, se servir d'une grosse éponge.

Quoique le bain de douches ne couvre pas la surface du corps aussi universellement que le bain ordinaire, c'est plutôt un avantage qu'un inconvénient ; car les parties, que l'eau n'a pas touchées, sentent l'impression par sympathie, autant que celles qui sont en contact avec elle. Chaque goutte d'eau devient un bain froid partiel, et de cette manière l'impression est plus forte que par tout autre bain. Le bain de douches possède des quali-

tés supérieures à tous les autres , par les raisons suivantes : 1° le contact subit de l'eau, qui
dans le bain ordinaire n'est que momentané ,
peut ici se prolonger, se répéter et se modifier à volonté. 2o. La tête et la poitrine , qui ,
dans le bain ordinaire , sont exposées à quelqu'inconvénient et danger , sont ici très en
sûreté en recevant le premier choc de l'eau ;
le sang n'est point porté vers les parties supérieures du corps, et il n'entraîne ni gêne dans
la respiration, ni transport de sang vers la tête.
3°. La lourde pression de l'eau sur le corps
gênant la libre circulation du sang dans les
vaisseaux sous-cutanés , cette fonction se
trouve en partie interrompue ; ce qui rend
souvent la manière ordinaire de se baigner
plus nuisible qu'utile. Le bain de douches ,
au contraire , descend par gouttes simples ,
qui sont et plus stimulantes et plus agréables
que l'immersion dans l'eau froide. On peut ,
en outre , se le procurer plus promptement ,
le modifier et l'adapter plus aisément aux
circonstances où l'on se trouve.

Je terminerai ce chapitre par l'explication
de ce qu'on appelle *bain aérien* ou *bain d'air*.
C'est une invention récente dont on ne connaît pas encore bien assez les effets. L'expérience nous apprend qu'en exposant , pendant un peu de temps , le corps nud à un

air agréablement frais ou même froid ; on apperçoit des effets presque semblables à ceux du bain froid ; sur-tout cette sensation agréable de chaleur répandue sur tout le corps, lorsqu'on s'est habillé. On n'a guères à craindre, dans cette occasion, le danger de prendre du froid ; car dans un lieu où l'on a déjà senti un certain degré de froid avec ses habits ordinaires, la sensation n'en sera pas beaucoup plus forte, quand on se déshabillera tout-à-la fois. On peut remarquer aussi qu'on a beaucoup moins à craindre des effets du froid quand tout le corps est nud, que quand une de ses parties est moins couverte qu'une autre.

Cette espèce de bain mérite certainement d'être employée. Un appartement spacieux et des fenêtres ouvertes peuvent servir à tout bain d'air. Je recommande à ceux qui sont occupés de travaux sédentaires et de recherches littéraires de se promener la tête nue dans un air libre et même le plus froid ; parce que c'est un moyen simple et excellent de fortifier la tête et de prévenir les maladies qui viennent souvent d'une trop grande application de l'esprit.

Il est très-salutaire de se frotter le corps avec du drap ou des brosses douces. Cet usage stimule la fibre, augmente la circulation des fluides vers les parties extérieures et excite une libre transpiration ainsi que beaucoup d'autres évacuations. Les personnes délicates qui mènent une vie sédentaire, celles qui sont sujettes aux tiraillemens des tendons, aux crampes, aux engourdissemens, peuvent éprouver beaucoup de soulagement, ou plutôt prévenir ces maladies en se frottant tous les matins et soirs, pendant environ une demie - heure, tout le corps et particuliérement les membres, avec du drap ou des brosses, jusqu'à ce que la peau devienne rouge. Cette friction est encore plus salutaire aux personnes âgées qu'aux jeunes; elle peut en grande partie produire les bons effets de l'exercice.

Il est avantageux pour les yeux, les oreilles et pour tout le corps de se couper les cheveux, c'est un excellent remède contre les maux de tête périodiques que de se la laver tous les jours. Dans les ophtalmies et autres maladies des yeux, dans la plûpart des fluxions de la tête, on éprouve souvent un soulagement immédiat en se la rasant et la maintenant dans un état de propreté. C'est une erreur que de croire qu'il y a du danger à la laver ou à la laisser exposer à l'air libre après l'avoir lavée; car plus on réitère ces procédés, plus on ressent d'aise et de liberté dans la pensée.

(170)

La friction de la plante des pieds est très-
avantageuse, mais comme il y a des nerfs
extrêmement sensibles, il ne faut pas porter
cette pratique à l'excès. Un dégré convenable de chaleur et de transpiration des pieds
est toujours un symptôme favorable de santé.
On doit, en outre, les laver souvent dans
l'eau froide ou ce qui vaut mieux encore dans
l'eau tiède, les bien frotter et couper les ongles avec précaution. On n'a pas à craindre
alors que les ongles entrent dans la chair ou
qu'il s'élève des cors ou d'autres callosités sur
les pieds. Tous les moyens inventés jusqu'ici
pour extraire les cors ne procurent qu'un soulagement temporaire, et il est très-dangereux
de les couper trop avant, à cause du grand
nombre de nerfs qui viennent se ramifier dans
la peau des orteils. Des souliers aisés, le bain
fréquent des pieds dans de l'eau tiède où l'on
fait dissoudre un peu de sel et de potasse, et
une emplâtre composée de parties égales de
gomme galbanum, de saffran et de cam-
phre, sont les seuls remèdes qu'on puisse recommander contre ces excroissances douloureuses.

CHAPITRE IV.

Des vêtemens. — Avantages et désavantages de la manière ordinaire de se vêtir. — Moyens proposés pour remédier à ces défauts.

En examinant les divers objets de vêtement, on doit faire attention à la substance et à la forme. Notre manière de nous vêtir abonde en inconvéniens de tous genres, dont la principal est de varier continuellement pour s'adapter aux caprices de la mode.

On veut, pour éviter le ridicule, en suivre tous les changemens, quoiqu'ils soient préjudiciables à la santé. C'est une preuve de grande faiblesse de se laisser entraîner par le torrent, quelque ridicule qu'on puisse paraître d'abord en résistant à la mode dominante. Cette hardie résistance peut cependant, à la fin, triompher d'un caprice nuisible à la santé et l'on peut même avoir la satisfaction d'introduire des habits tout-à-la-fois commodes et élégans. Heureusement qu'à cette égard on commence un peu à penser pour soi-même et à se dégoûter de la servile observance de la mode qui, jusqu'ici, avait habillé les hommes et les femmes d'une manière aussi uniforme qu'un régiment de soldats.

De bons vêtemens doivent réunir les propriétés générales suivantes : 1º de n'être ni assez durs , ni assez peu flexibles pour gêner le mouvement libre et facile des articulations et de n'être incommodes ni par leur poids ni par leur épaisseur; 2º de conserver le corps dans le degré de température le plus agréable et le plus conforme aux différentes fonctions et aux divers mouvemens du corps en santé; 3º de ne produire aucun effort nuisible , soit en augmentant trop la transpiration , soit en absorbant trop les vapeurs de l'atmosphère.

De la matière des vêtemens.

La propriété de recevoir , de repercuter et d'émettre la chaleur et le froid, dépend nonseulement de la substance et de la forme de de nos vêtemens, mais encore de leur couleur. Les habits d'une couleur pâle ont moins d'attraction pour la chaleur et conviennent mieux par conséquent dans la saison chaude. Les substances d'une surface très-polie et luisante réfléchissent fortement les rayons du soleil qui ne peut les pénétrer. Aussi est-ce un avantage dans les climats chauds de porter des chapeaux couverts de toile cirée et particulièrement de couleur verte ou blanche, des

souliers polis et luisants , des robes glacées ,
etc. ; les couleurs éblouissantes sont incommodes et les personnes qui ont la vue faible
l'augmentent encore en portant du cramoisi
ou de l'ecarlate ou en fréquentant des com-
pagnies de personnes ainsi vêtues.

Les étoffes de laine procurent une chaleur
modérée, à cause du stimulant et léger frottement qu'elles causent sur la peau. Leur
usage attire l'électricité animale, provoque la
transpiration , absorbe les humeurs transpirées et les évapore facilement à cause de la
nature poreuse de leur substance. La toile absorbe les humeurs transpirées et ne les évapore pas aussi facilement que la laine. Les chemises sales produisent donc une sensation de
froid désagréable et nuisent à la transpiration
sur-tout si elles sont de toile forte et épaisse
et si on n'en change pas régulièrement tous
les jours.

La soie cause un léger frottement , mais quoiqu'elle attire moins l'humidité de l'atmosphère que le linge, elle ne provoque pas assez
la transpiration. La toile cirée augmente extraordinairement cette fonction, mais elle n'é-
vapore pas la sueur, et ne peut par conséquent
être employée que dans certaines maladies.

On peut regarder le coton comme une substance intermédiaire entre la laine et la toile.

Il augmente la chaleur et la transpiration, s'imprègne des humeurs transpirées au préjudice de celui qui le porte et, comme, la laine, attire promptement la matière infectée.

Toute espèce de fourrure est plus nuisible qu'utile, et doit être sévèrement proscrites. Elle contient beaucoup de particules alkalines et huileuses, stimule beaucoup trop les vaisseaux exhalans, ne se décharge point de la matière transpirée, acquiert bientôt une odeur insuportable et plus que tout autre substance attire et retient les exhalaisons contagieuses. L'expérience nous apprend que les nations qui s'habillent de fourrure, sur-tout dans les climats chauds, sont souvent exposées à des maladies dont la contagion est extrêmement active ; telles sont les fièvres putrides de Hongrie, la peste chez les Turcs, et la singulière maladie des cheveux (en Pologne), maladie appelée *plica-polonica*, qui convertit les cheveux en faisceux inextricables d'autant de cordes grasses, saignantes et douloureuses. (26)

Il faut donc choisir un habillement convenable à la saison et à la température aussi bien qu'à la constitution du corps. Les habits de laine conviennent mieux aux printemps, en automne et en hiver ; parce qu'ils échauffent modérément, qu'ils n'affaiblissent point par une trop grande évaporation d'exhalaisons et qu'ils ont moins de points de contact, ou en un mot par ce qu'ils ne s'attachent pas aussi étroitement au corps que toute autre espèce de vêtement.

En été la plûpart des gens sont accoutumés à porter des habits légers qui conviennent difficilement dans nos climats variables. Il n'est pas bon dans cette saison de prendre beaucoup d'exercice, avec des habits légers, sur-tout dans la chaleur du jour. On ne doit pas non plus les prendre de trop grand matin, lorsque l'air est frais et que les pores de la peau ont été dilatés par la chaleur du lit. On doit encore moins les porter le soir lorsque la chaleur du jour les a tellement ouverts, que la transpiration peut être facilement arrêtée, ou être considérablement diminuée.

Il vaut mieux dans nos climats variables adopter une seule espèce d'habit qui soit presqu'uniforme dans toutes les saisons ; car comme la chaleur pénètre plus immédiatement les habits légers, durant le moindre exercice, il est certainement plus prudent et plus raisonnable de porter un vêtement qui soit propre à détruire les effets du froid et du chaud. Nous tâcherons de prouver dans la section suivante qu'il n'y a point de danger à adopter un habillement commun à toutes les saisons, et que c'est, au contraire, le moyen le plus salutaire de soigner le corps , quant à ce qui regarde l'une des fonctions les plus importantes , celle de la transpiration.

De la partie du vêtement qui doit couvrir immédiatement la peau.

La première et la principale règle est que *la peau doit toujours être couverte de la même matière , et qu'on ne doit point en changer selon la saison et la température.* La conséquence ordinaire du changement est, d'abord, une sensation incommode et douloureuse. Une peau qui n'est accoutumée qu'à du linge fin , ne peut endurer la sensation que cause un linge plus grossier. Le coton est encore plus désagréable que la plûpart de toutes les laines ou flanelles. En second lieu, le changement de vêtement, à cet égard, d'après la température exige , et plus de dépense et de tems qu'il ne convient à la grande masse du peuple.

Il en est, néanmoins, qui, par des maximes erronées de santé adoptent aux saisons la couverture de leur peau. Ils portent de la flanelle en hiver , du coton au primptems et en automne, et du linge en été. Ce changement

gement

gement est aussi absurde que dangereux. Indépendamment des difficultés que chacune
de ces variations doit produire et de ce qu'on
éprouve sur la peau, on s'expose, en même
tems, à tous les dangers que peut causer une
transpiration froide et repercutée. Cette coutume est d'autant plus dangereuse qu'elle est
ordinairement pratiquée par des personnes
infirmes, délicates et âgées qui se règlent
moins, dans cet usage périodique de vêtemens, sur la température de la saison, que
sur les jours de l'almanach.

Quelle est donc la meilleure étoffe pour habillement ? La laine des animaux nous paraît
préférable, par la raison que le poil est la couverture générale des animaux qui ressemblent
le plus à l'homme par leur structure. Si les
hommes étaient accoutumés à aller nuds dans
les climats les plus froids, leur corps serait
aussi, sans doute plus couvert de poil. Les
animaux ont, en hiver comme en été, la
même couverture, excepté que, dans la saison la plus froide leur poil est uniformément
un peu plus épais et plus long, et par conséquent aussi plus chaud qu'en été, sur-tout
dans les contrées septentrionales.

Non - seulement l'analogie, mais l'expérience encore, prouve que la laine portée sur
la peau a, sur toutes les autres substances, des

M

avantages incontestables : 1.° La flanelle n'est qu'un conducteur lent de la chaleur externe au corps ; et plus aisément elle attire la chaleur interne, plus promptement aussi elle l'évapore parce que sa texture est plus poreuse que celle d'aucune autre ; 2° une chaleur atmosphérique très - intense est extrêmement incommode, sur-tout quand à une grande chaleur se joint de l'humidité ; celle-ci devance la transpiration et favorise l'absorption d'une grande quantité de molécules aqueuses. La flanelle est alors d'une utilité incomparable ; elle tient les vaisseaux de la peau constamment ouverts, elle les fait transpirer librement et ne reçoit que très-peu d'humidité extérieure.

Cependant le bon effet principal de la flanelle est ce frottement doux et salutaire qu'elle excite sur la peau , et qui fait ouvrir les pores. Il ne faut pas croire que la flanelle échauffe par elle-même plus que le linge ou le coton ; car ce n'est pas la chaleur qui cause des inconvéniens , mais l'adhérence de la matière transpirable sur la peau. On peut, sous la flanelle, transpirer sans danger, et entreprendre quelqu'exercice du corps que ce soit , sans éprouver de sensation désagréable ; mais il n'en est pas de même quand le linge reste mouillé sur la peau. Si l'on fait un exercice violent sous la flanelle, la transpiration augmente nécessairement, mais la matière transpirée se communique, à travers la flanelle, à l'atmosphère, et la peau reste sèche, chaude et à l'aise. Si on fait le même exercice sous le linge, la transpiration augmente bien aussi, mais la matière transpirée ne se communique pas à l'atmosphère, elle s'épaissit, forme une espèce de crasse, s'attache au linge et reste en contact avec la peau.

Un autre avantage que la flanelle a sur le linge et le coton, c'est que ceux qui transpirent abondamment, peuvent avec elle aller en sûreté en plein air sans être exposés à prendre du froid, parce que la flanelle ne retient point les humeurs transpirées ; au lieu qu'avec le linge la peau est aussitôt mouillée par la transpiration, qui occasionne une sensation de froid, qui devient plus forte et plus dangereuse lorsqu'on s'expose en même temps à l'action du vent, ou à un courant d'air.

Nombre d'auteurs tant anciens que modernes confirment les bons effets de la flanelle portée sur la peau. Parmi les derniers, je ne citerai que le comte de Rumfort, qui dit dans un de ses premiers essais, qu'il est convaincu de l'utilité des chemises de flanelle, dans toutes les saisons ; qu'il en a porté dans tous les climats , dans les appartemens les plus chauds , et pendant l'exercice le plus fatiguant , sans éprouver la moindre difficulté ; que l'usage de la flanelle l'a guéri d'une douleur de poitrine à laquelle il était sujet , et qu'il n'a plus ressentie depuis ; et qu'enfin rien ne surpasse l'agréable sensation de ce vêtement , quand on s'y est une fois accoutumé.

La sensation de mal-aise causée par la flanelle , est de très-courte durée. On ne peut nier qu'elle ne puisse rougir et enflammer la peau , si on la frotte ou la gratte trop fortement ; mais c'est une erreur évidente qu'elle puisse produire des éruptions cutanées. Il est à croire qu'elle doit avoir un effet tout contraire ; car , par-là même qu'elle augmente la transpiration , elle éloigne ainsi la cause des maladies cutanées , qui ont pour cause ordinaire une interruption et une irrégularité des fonctions de la peau.

Il est certain encore qu'une chemise de flanelle peut maintenir le corps aussi propre et beaucoup plus propre que le linge , *si on en change souvent.* Je puis faire valoir en sa faveur , l'opinion du célèbre Hufland : « du reste , dit-il , je pense qu'au moins pour les enfans et les jeunes gens , on ne doit pas *universellement* adopter la fla-

nelle pour couverture de la peau. C'est cependant un vêtement *salutaire* pour ceux
qui ont commencé la seconde moitié de leur
vie ; pour tous les tempéramens froids ou
phlegmatiques ; pour tous ceux qui menent
une vie sédentaire ; pour les personnes sujettes aux catarrhes , aux froids fréquens ,
à la goutte , à la diarrhée , aux congestions
partielles du sang ; pour toutes les personnes
nerveuses , et celles qui relèvent de mala-
dis chroniques ; pour ceux qui sont trop très-
sensibles aux impressions de l'atmosphère ; et
enfin dans les climats et dans les occupations
de la vie , où l'on est exposé à des changemens d'air fréquens et subits. » Je pense encore qu'outre ces avantages , la flanelle présente encore celui d'être un bon préservatif
contre les miasmes contagieux , parce qu'en
même-temps qu'elle excite la transpiration ,
elle éloigne les particules vénéneuses aspi-
rées , sur-tout si, dans ces cas de danger , on
augmente la transpiration par des moyens
convenables (27). C'est pour cela que les personnes qui portent la flanelle sur la peau ,
ne souffrent jamais du froid. J'ai appris que
les manufacturiers des différentes fonderies
de Birmingham et ceux des forges de Cole-
brook-Dale et Kettley ne portent, dans la
chaleur la plus intense , que des chemises

M 3

de flanelle , et que , sans cela , il leur serait impossible de se prémunir contre des refroidissemens continuels et les maladies les plus funestes. C'est dans cette intention bienfaisante que les soldats de la Grande-Brétagne, sur le continent , furent, il y a quelques années, fournis de juste-au-corps de flanelle , par les souscriptions libérales de personnes qui, j'en suis convaincu, sauvèrent un grand nombre de braves, qu'un climat froid et humide eût fait périr , sans cela.

Ceux qui se plaignent de froid aux jambes et aux pieds ne sont jamais à leur aise ni en santé. Mais s'ils pouvaient prendre sur eux de porter des bas drapés et des caleçons de flanelle , ils pourraient obtenir une circulation plus égale du sang dans les extrêmités inférieures , et prévenir beaucoup de maux et d'indispositions, que, sans cette précaution , ils ne peuvent éviter. La plûpart des malades et des valétudinaires ne font point attention à cet avis, parce qu'ils s'imaginent que l'usage de la flanelle est accompagné de sensations incommodes. Cette idée ne doit cependant pas les empêcher d'en faire l'essai ; car cette sensation incommode ne dure que quelques jours, ainsi que je l'ai moi-même éprouvé, et ce léger sacrifice ne peut être comparé aux salutaires effets que la

flanelle , portée sur la peau, produit presqu'uniformément. En en continuant l'usage
pendant assez long - temps , et en la chan-
geant souvent , on a plus d'une fois éloigné
les récidives de la goutte et du rhumatisme.

Des chaussures.

Les bas de coton , qui sont aujourd'hui
d'un usage si général , sont sujets à de très-
fortes objections. Il n'y a point de partie du
corps humain , qui transpire autant que les
pieds. Tout le monde connaît la sensation
désagréable du froid aux pieds ; la connexion
entre les pieds et la tête , l'estomac , le ventre et plusieurs autres parties importantes du
corps, est si intimément établie, que le froid
ou l'humidité des pieds est une cause très-
ordinaire d'une foule d'affections gastriques,
catarrhales , inflammatoires. Le coton et la
toile portés sur la peau , une fois remplis de
la matière transpirable , ne laissent plus
aucun passage à travers leur substance. Il s'y
accumule une humidité glutineuse et froide,
et il est difficile de retenir les pieds propres
avec de pareils bas. Ceux qui portent alter-
nativement des bas de coton et drapés ont pu
souvent s'appercevoir de la différence de
transpiration et d'humidité particulières à
chacun d'eux. Le coton , quoique meilleur

M 4

que la toile , est encore de beaucoup inférieur à la laine, qui seule est propre à absorber et à exhaler les humeurs transpirées par
les pores.

L'effet réciproque de la transpiration des
pieds et du cuir des souliers , est plus grand
qu'on ne le croit communément. Aussi ceux
qui portent des bas de coton, doivent, sous le
rapport de la propreté, aussi bien que de la
santé , en changer toutes les fois que leur
exercice augmente la transpiration.

Quoique les pieds soient les égoûts ou con-
ducteurs principaux de l'exhalaison du corps,
on n'y fait cependant guères d'attention, lorsqu'il s'agit de provoquer cette salutaire excrétion. Au lieu de suivre les indications de la
nature , on s'est imprudemment appliqué à
fermer ce canal. On s'est imaginé que c'était
le moyen le plus sûr de conserver les pieds
secs et exempts de toute odeur désagréable.

Sans doute il est plus agréable d'avoir les
pieds secs que les avoir humides ; mais faut-
il pour cela s'opposer à une excrétion salutaire , lorsque les moyens d'exciter la transpiration sont les seuls capables de tenir les pieds
secs et exempts de toute mauvaise odeur ?

Les personnes qui transpirent librement
des pieds , et augmentent cette transpiration
en marchant ou en dansant beaucoup, ne

sentent pas, sans doute, que les bas de coton, de fil ou de soie, au lieu d'éloigner la matière transpirée, la retiennent très - long-tems en contact avec la peau.

Il est incontestable que les pieds sont plus exposés aux effets du froid, et même qu'ils sont le siége d'une transpiration plus abondante que dans toute autre partie. Il est donc nécessaire de tenir les pieds plus chauds et plus secs que le reste du corps. Les bas de laine sont excellens pour cela; ils doivent être plus épais que la flanelle qu'on employe pour les chemises et les caleçons. Par la même raison, il faut prévenir toute humidité extérieure, au moyen de souliers impénétrables, garnis de semelles de cuir épaisses, ou de chaussons de crin pour l'hiver.

L'odeur la plus désagréable produite par la transpiration des pieds, est celle qui a lieu entre les orteils. On ne peut la prévenir qu'en portant des bas faits, avec des doigts de pieds, comme les gants, parce qu'ils peuvent seuls absorber et empêcher les particules visqueuses et fétides, de s'y établir. Mais comme il n'est pas vraisemblable que ce moyen puisse se généraliser, j'en propose un autre beaucoup plus aisé. C'est de répandre sur les pieds de la poussière d'alun brûlé. Cette poudre, en neutralisant les particules

oléagineuses , absorbe la mauvaise odeur ,
et ne met point obstacle à la transpiration cu-
tanéee.

De l'habillement et de sa forme.

Tout ce qui couvre la tête , de quelqu'espèce qu'il soit , produit plus de mal que de
bien. Tenir la tête froide et les pieds chauds,
est une excellente règle qu'on néglige beaucoup trop , sur-tout parmi les classes inférieures du peuple de plusieurs pays ; tels
qu'en Ecosse, en Hollande , en Allemagne ,
et parmi les gens d'un certain ton de ce pays.
Le paysan écossais porte son pésant bonnet ,
le hollandais sa capotte et le turc son turban ,
sans faire attention que ces fardeaux sont fa-
tiguans , et qu'en ne tenant point leurs pieds
chauds et secs , ils font de leur tête un bain
de vapeurs. Dans tous les pays , l'homme
qui vit à son aise , couvre soigneusement sa
tête d'un bonnet de nuit bien chaud ; il passe
quelquefois la moitié du jour avec lui , et se
prépare ainsi à toutes les vicissitudes malfai-
santes de l'atmosphère.

Dans ce climat tempéré , nous pouvons en
sûreté , accoutumer la jeunesse à aller la tête
découverte. La nature qui l'a pourvue de
cheveux , semble l'y avoir destinée. Cependant dans les climats très - froids et très-

chauds , on peut se couvrir légérement la tête pour la mettre à l'abri du froid , ou des rayons verticaux du soleil encore plus dangereux.

C'est une preuve d'amélioration dans l'éducation des enfans , en Angleterre , qu'on ait banni ces bonnets qui couvrent encore si chaudement la tête des enfans du continent. La tête des nouveaux-nés et des enfans qui sont très-délicats, ne doit être couverte que d'une coëffure commode et modérement chaude , et cela sur-tout pendant les premières semaines, à cause de la mollesse de leur crâne qui n'est alors que très-imparfaitement ossifié. Cette coëffure ne doit cependant pas être trop serrée , afin qu'elle ne presse pas la tête , et ne déforme pas les oreilles.

Il ne convient certainement ni aux enfans ni aux adultes d'aller tête nue à l'ardeur du soleil ; mais nos chapeaux noirs ordinaires sont peu propres à éloigner le mal, parce que, loin de réfléchir la chaleur , ils la concentrent de la manière la plus énergique, sur la tête. Les chapeaux blancs ou de toute autre couleur claire , faits de paille, ou autre matière légère, seraient préférables , sur-tout à ceux qui travaillent dans les champs , aux soldats et aux voyageurs. On peut, dans la saison brûlante , attacher avec avantage un morceau de papier blanc , sur la forme du chapeau.

Les yeux devant être également à l'abri d'une lumière trop vive , le bord du chapeau doit être assez large pour les protéger, et le dessous du bord d'une couleur verte ou bleue , mais non noire ou éblouissante.

Les personnes qui souffrent de maux de tête périodiques ou qui ne l'ont pas saine , doivent porter les cheveux courts. Par ce léger sacrifice , la transpiration nécessaire sera provoquée, la tête restera froide , et l'on pourra se servir , pour elle , avec plus d'avantage , du bain froid. On ne peut , sous ce point de vue , condamner entièrement les perruques , les tresses des cheveux artificiels et autres ornemens qui forment une partie essentielle de l'habillement à la mode. D'ailleurs ceux qui en portent sont, en grande partie, exempts des mouvemens et des maux attachés à l'usage de la poudre et de la pomade. Enfin, si des deux ridicules du temps on doit en choisir un , il est plus raisonnable d'adopter le moins nuisible à la santé , et je pense qu'une perruque légère est préférable à une tête enveloppée dans un amalgame informe de poudre et de pommade ; mais ceux qui se sont une fois accoutumés à porter perruque, ne doivent point laisser croître leurs cheveux, pour les friser, les pommader et les poudrer de nouveau.

A l'égard des chemises, comme j'ai examiné plus haut quelle en devait être la substance, je me contenterai d'ajouter, quant à leur forme, qu'elles peuvent être sérieusement préjudiciable à la santé, si le col ou les poignets en sont trop étroits. J'ai vu plusieurs exemples de personnes attaquées d'une courte respiration et d'une difficulté de parler, par cela seul, que le col et les poignets étant trop fortement serrés ou boutonnés, le sang ne pouvait circuler librement. J'ai vu, un jour, un jeune homme, jouant au volant, soudainement attaqué d'un accès d'apoplexie, dont la cause parut d'abord inexplicable ; mais il revint en santé dès qu'on eut lâché le col, les poignets de sa chemise et ses jarretières.

Les cols, les cravates, les rubans et les coliers de toute espèce, quand ils sont trop serrés, arrêtent l'accès du sang vers la tête, ou en empêchent le retour, causent des accumulations de sang, des faiblesses de la stupeur et même l'apoplexie. On doit donc se tenir le cou libre, quels que soient les vêtemens qui le couvrent. Les personnes sujettes aux maux de gorge et de poitrine, doivent s'accoutumer, par dégrés, à ne convrir leur cou que très-légérement, pendant la saison douce etsèche, et si a mode le permettait, n'avoir d'autre couverture que le col de leur chemise. On peut, dans la saion froide et humide, ajouter un léger mouchoir ; mais les cravates modernes remplies de laine et de coton sont extrêmement nuisibles à la partie qu'on a intention de protéger ; car, en causant une trop grande chaleur, elles rendent le cou extraordinairement sensible à tous les changemens de l'atmosphère. Il est étonnant qu'ayant, avec raison, senti le danger, l'incommodité et l'inutilité de découvrir le cou des enfans, nous perséverions, cependant, en dépit de la raison et de l'expérience, à garnir les nôtres de ces bandages.

Les cols noirs, qui étaient autrefois beaucoup en mode et que portent encore quelques vieillards et les militaires, sont également sujets à de fortes objections. Les militaires méritent certainement notre compassion d'être obligés de porter ces colliers incommodes. Mais les autres doivent considérer les dangers auxquels ils les exposent à mesure qu'ils avancent en âge, et combien ils les rendent chaque jour plus sujets à l'apoplexie. J'ai vu, sur le continent, un régiment dont le colonel était si fou de ce qu'il

regardait comme un air martial, qu'il obligea
ses officiers et ses soldats à serrer extraordinairement tous les objets de leur uniforme, sur-
tout le col, la veste et les jarretières. Dans
l'espace de moins d'un mois plus de la moitié du
régiment devint sujette à des maladies cutanées très - opiniâtres, à des obstructions, et
fut hors d'état de faire le service. D'autres
régimens, dans le voisinage de celui-ci, souf-
frirent aussi de cette coutume destructive ;
mais la proportion de leurs soldats malades
était d'un à dix à l'égard du premier. Le
docteur Fothergill assure que ces cols serrés
peuvent causer l'apoplexie, quand une personne regarde quelque temps derrière elle
sans remuer le corps. Il croit que cela seul
produit des symptômes apoplectiques ; car un
pareil tour du cou, quand le corps reste fixe,
diminue tellement le diamètre des veines jugu-
laires, qu'une quantité proportionnée de sang
ne peut y revenir des vaisseaux de la tête et
du cerveau (28).

Les hommes ne doivent donc porter que des
cols ou cravattes lâches ; mais il vaut mieux,
sans contredit, que les femmes et les enfans
n'en portent point du tout.

Depuis que la mode grecque a été, avec
raison, préférée à toutes les autres modes,
les *corps lacés* ont été abandonnés par

es classes les plus élevées de la société. Il est, cependant, de notre devoir, pour nous qui avons adopté une pratique utile, de la recommander aussi à ceux qui suivent encore un usage pernicieux. Dans cette intention, je ne puis observer qu'avec regret que les neuf dixièmes de la société portent toujours ces corps oppresseurs, précisément parce que leurs mères et leurs grand - mères en ont porté. Les maladies de poitrine, la gibosité sont des conséquences de cette funeste habitude. Elle comprime les côtes; elle courbe l'épine du dos ; elle empêche la libre expansion des poumons ; de-là , la respiration courte, les duretés et les tubercules des poumons , les crampes de l'estomac , une digestion défectueuse , les nausées, etc.

Tout ce qu'on vient de dire à l'égard des corps , peut s'appliquer aussi aux corsets et aux autres couvertures serrées de l'estomac et de l'abdomen.

Les manches étroites des robes et des habits , les poignets serrés des chemises et les bracelets font gonfler les veines du dos de la main , roidissent et affaiblissent les muscles , et rendent le bras incapable de mouvement. Si l'on tordait ainsi les bras dès l'enfance , ils ne pourraient croître ni se former, et c'est probablement pour cela qu'on voit tant de personne sonnes avec des bras courts , grêles et mal formés.

Les femmes souffrent beaucoup plus de cette coutume que les hommes , dont les bras ont plus de force musculaire , en n'ont point les interstices des muscles pleins de graisse comme elles. A cet égard , la mode du jour , de serrer les manches des robes sur le coude , mérite plus particulièrement d'être blâmée , parce qu'elle gêne la circulation du sang et les mouvemens du bras.

La plupart des remarques qu'on vient de faire , à l'égard de la forme et de la substance des autres parties de l'habillement , s'appliquent aussi aux *culottes*. Elles doivent gêner et offenser le corps quand elles sont faites d'étoffes trop denses, ou qu'elles serrent trop la ceinture. Les observations ingénieuses publiées dernièrement, sur ce sujet , par le docteur *Fault* , célèbre médecin d'Allemagne , ne sont point assez concluantes pour nous engager à abandonner une partie de l'habillement que les lois de la décence ont non-seulement rendue si nécessaire , mais qui est même d'une très-grande utilité quand elle est bien faite ; car les culottes , par leur pression modérée , tendent à fortifier , sur-tout dans un âge tendre , les parties du corps qui sont relâchées.

La meilleure forme est, au reste, celle des pantalons ; mais ils doivent être assez amples, d'une substance légère et fraîche en été, et d'une étoffe de laine chaude et élastique en hiver. Les culottes de peau serrées, qu'on a imaginées pour faire paraître la forme élégante des cuisses, sont extrêmement contraires ; elles engourdissent et refroidissent les hanches et les cuisses, et causent une pression douloureuse sur les parties génitales. La peau ne convient point non plus à cette partie de l'habillement ; sa texture serrée la rend propre à arrêter la transpiration insensible. Si la ceinture est trop étroite, elle empêche le libre mouvement des parties internes de l'abdomen et les vaisseaux absorbans des intestins de faire leurs fonctions. Elle peut aisément donner lieu aux affections hypocondriaques. On peut entièrement éviter cet inconvénient en se servant de bretelles, dont la mode est aujourd'hui presque générale, et qu'on ne peut trop recommander aux hommes et aux femmes, parce qu'elles ne sont pas nuisibles au bien être du corps, et qu'elles rendent tout-à-la-fois inutile une ceinture serrée.

Il y a plusieurs raisons physiques et morales que la délicatesse m'empêche d'énoncer, et qui devraient obliger les femmes à porter

des caleçons, du moins après un certain âge.
Ils préviendraient efficacement plusieurs inconvéniens auxquels elles sont sujettes. Il y
a d'autres circonstances, dans leur habillement, qui contribuent à avancer prématurément le développement du sexe, et qui peuvent les porter à des habitudes également irré-
gulières et nuisibles à la santé. J'ose croire
que les mères judicieuses me comprendront
et ne dédaigneront pas entièrement cet avis.
Les jeunes demoiselles, sur-tout, s'accoutument trop facilement à prendre, en s'as-
seyant, des postures non décentes.

A l'égard des bas, je dois d'abord censurer
l'usage des jarretières, sur-tout dans les hommes, à qui elles sont parfaitement inutiles. On
ne peut guères douter qu'elles ne soient nécessaires aux femmes, mais il serait bon de les
remplacer par quelque autre moyen. On peut
aisément assujettir les bas à la ceinture. Cette
innovation de peu d'importance, en apparence, serait plus nécessaire qu'on ne l'imagine ; car les jarretières sont, sans contredit,
la cause de beaucoup de maux, soit qu'on les
attache au-dessous ou au-dessus du genou.
La partie à laquelle on les applique acquiert
une fermeté extraordinaire ; elles disposent
les cuisses et les jambes à l'infiltration et à la
faiblesse.

Les bottes trop serrées et d'un cuir trop épais diminuent, si l'on en fait un usage habituel, le volume de la jambe et sur-tout les talons : comme on peut journellement l'observer chez les militaires.

Il me reste à parler du dernier article de notre habillement, mais qui n'est pas le moins important, c'est-à-dire des souliers. Le célèbre anatomiste Hollandais Camper ne les regarde pas comme indignes de son attention, puisqu'il a publié, dès l'année 1781, un ouvrage particulier sur *la meilleure forme et la grandeur des souliers*. Les souliers doivent être de là grandeur des pieds et appropriés au degré de mouvement et d'exercice, et à la nature du sol et du lieu, circonstances auxquelles on fait aujourd'hui trop peu d'attention. Un soulier plus large que le pied empêche que les pas ne soient fermes, et un soulier trop étroit cause des douleurs et des cors incommodes. On a écrit plusieurs volumes sur l'art de ferrer ce noble et utile animal, le cheval. On regarde, comme règle fondamentale, que le fer ne doit être ni plus petit, ni plus grand que le sabot ; et cependant les hommes se soumettent à renfermer leurs pieds dans un espace plus étroit que ne le veut la nature. Combien ne nous moquons-nous pas des Chinois et des Circassiens qui, par une coutume tyrannique , compriment tellement leurs pieds , qu'ils restent toujours petits et estropiés ? Cependant ces Orientaux agissent plus raisonnablement , dans cette pratique , que les Européens leurs rivaux. Ils la commencent par degrés et dès leur plus tendre enfance ; et nous, nous ne pensons à contracter les pieds de nos enfans que lorsqu'ils ont presqu'acquis leur grandeur naturelle. C'est une chose digne de pitié de voir des jeunes gens et des vieillards des deux sexes s'avancer dans une assemblée ou dans une salle de bal avec les plus douloureuses sensations. Il est aisé de découvrir , à leurs traits déformés , ce que leurs souliers trop serrés ou , ce qui pis est, trop courts, leur font souffrir. Nos genoux seraient plus flexibles et nos orteils plus souples , plus utiles et plus en état d'exécuter les divers mouvemens des pieds , s'ils n'étaient pas continuellement pressés et paralysés par ces chaussures incommodes. La nature a voulu que les orteils fussent aussi mobiles que les doigts. Les infortunés , qui naissent sans mains, apprennent à faire, avec leurs orteils, les ouvrages les plus étonnans , à écrire , à tailler des plumes , à scier , à filer ; en un mot à suppléer presqu'entièrement au defaut de leurs mains.

Nos pieds , sans doute , sont plus à l'aise et

plus utiles , quand nous ne nous donnons point de peines pour les priver de leur élasticité et de leur vigueur. Le grand nombre de tendons qui croisent les pieds en tous sens, prouve évidemment que la nature les a doués d'une force particulière , dont nous pouvons à peine nous faire une idée juste. L'Indien ignorant, le sauvage Africain surpassent non-seulement l'Européen éclairé , mais aussi les animaux, à la course; et les égalent au moins en agilité et en souplesse , dans toutes les actions où le mouvement musculaire est nécessaire. Ils riraient de bon cœur de nous voir obligés d'employer des opérateurs de profession pour extraire les cors , et pour imaginer des onguens et des emplâtres propres à la guérison de maux que nous nous sommes procurés nous-mêmes.

Les pauvres et les gens de la campagne qui portent des souliers assez larges , non-seulement ont le pied plus ferme , mais sont aussi moins sujets à une multitude de maladies dont nous nous plaignons. Ceux qui par goût ou par économie vont pieds nuds en été , n'ont pas même pour excuse la raison des anciens, qui regardoient cela comme un signe de chasteté. Je ne puis m'empêcher de remarquer que cette coutume est aussi indécente et aussi mal-saine qu'elle est mal-raisonnée du côté de l'économie , sur-tout dans les parties septentrionales de la grande - Bretagne. Le soulier dans notre climat et dans notre manière de vivre , est une défense nécessaire contre plusieurs accidens auxquels les pieds sont exposés.

A l'égard de la *substance* des souliers , on ne peut donner d'autre règle générale que celle-ci ; elle doit être assez compacte pour être impénétrable à l'eau , assez élastique et assez molle pour permettre un mouvement libre de tout le pied et appropriée à la température , à l'exercice et au sol. Je conseillerais à ceux qui n'ont pas le moyen ou l'occasion de se procurer du cuir impénétrable , de le préparer à peu de frais de la manière suivante : on mêle bien ensemble, sur un feu lent, une pinte d'huile *siccative* , deux onces de cire jaune , deux onces d'esprit de thérébentine et une demi once de poix de Bourgogne. On peut ajouter , si l'odeur de la poix et de la thérébentine est désagréable , quelques dragmes d'une huile essentielle , telle que de lavande , de thym et autres semblables. On frotte avec une éponge ou une brosse molle imbibée de ce mélange , les souliers et les bottes, en le mettant au soleil ou à quelque distance du feu. On répète cette opération jusqu'à ce qu'ils deviennent

N 4

secs et soient pleinement saturés. Le cuir devient ainsi, à la longue, imperméable à l'humidité. Les souliers et les bottes durent beaucoup plus long-temps que ceux faits de cuir ordinaire ; ils acquièrent tant de mollesse et de flexibilité qu'ils ne s'écaillent ou ne deviennent jamais durs et inflexibles , et ils sont ainsi les meilleurs préservatifs contre le froid et les engelures.

CHAPITRE V.

Des alimens, de leur qualité, quantité, proportionnelle, salubrité relative, du temps de les prendre, etc.

MALGRÉ la certitude que la vie animale ne peut se soutenir sans alimens et sans boissons ; il est peu de gens qui s'inquiétent de savoir comment se fait l'importante fonction de leur assimilation. Cependant cette fonction de l'estomac qui soutient tous les animaux , mérite l'attention de quiconque a le goût des recherches. Si les discussions physiologiques n'étaient pas étrangères à mon plan d'examen , relatif à la salubrité respective des alimens et des boissons , je pourrais rechercher comment les organes digestifs préparent les alimens, et par une transformation graduelle , les convestissent en chyle , et de chyle en sang , et je pourrais amuser mes lecteurs d'une infinité de théories dont aucune n'est pleinement établie ; mais ces digressions, en entretenant et en satisfaisant la curiosité, seraient peu utiles , soit pour faire un choix convenable d'alimens , soit pour s'assurer de leurs qualités salutaires ou pernicieuses.

Sans doute dans les premiers âges de la société, les hommes vivaient indistinctement et sans choix, de plantes et de chair d'animaux crue ou à moitié putréfiée , et l'on ne devait pas exiger d'eux que des connaissances raisonnées présidassent à leur choix avant d'avoir pu découvrir leurs propriétés. Mais , dans l'état actuel de la science , ces recherches sont en quelque sorte obligatoires , et l'homme doit connaître la nature et les propriétés des substances qui contribuent si essentiellement à son existence.

On peut demander avec raison quelles sont les parties nutritives des alimens ; comment on peut les distinguer ; quelles en sont les différentes espèces ; ou comment , avec toute la différence de forme et de goût , ils conservent toujours les mêmes propriétés , les mêmes pouvoirs et les mêmes effets ; comment ils soutiennent indifféremment toutes les parties du corps humain ; ou quelles sont les espèces particulières d'alimens plus ou moins appropriées aux besoins des différentes parties du corps, etc.; enfin comment toutes les substances dont nous nous servons, comme alimens , ont une part égale dans ce *principe nutritif*? Telles sont les questions qui doivent se présenter à quiconque réfléchit sur la manière dont se réparent les pertes continuelles que nous éprouvons, et sur la nécessité de faire un bon choix des substances les plus naturelles aux différens états et aux différentes situations du corps.

« A quoi peut être bon à la société , demanda un jour un riche Musulman à un Derviche , une classe d'hommes qui s'occupent uniquement de spéculations sur la divinité et sur la médecine ? si vous étiez plus prudens et plus modérés dans vos mets , répondit le Derviche , si vous vouliez apprendre à gouverner vos passions et vos desirs , par une attention convenable à l'abstinence , vous pourriez tous être sages , et vous n'auriez pas besoin de Derviche. Mais vos appétits et vos alimens altèrent votre entendement ». Dans la consommation des alimens on est sujet à commettre des erreurs , quant à la qualité et à la quantité. Cependant l'erreur dans la quantité est en général la plus préjudiciable. Une petite portion d'alimens se digère mieux et se change plus aisément en chyle ou fluide alimentaire dont le sang tire son origine , qu'une grande portion qui fatigue les membranes de l'estomac et les empêche d'exercer leur force. C'est pour cela que toute satiété ou superfluité est nuisible.

C'est dans l'enfance et dans la jeunesse que naît le germe de tant de maladies provenant d'indigestions , et si communes aujourd'hui dans presque toutes les familles. Lors qu'on nourrit immodérément les enfans et qu'on les remplit au-delà des besoins réels de la nature, les premieres voies se distendent beaucoup trop, et l'estomac acquiert, par degrés, un appétit outre mesure qu'il faut satisfaire quelle qu'en puisse être la conséquence. Cette nourriture, excessive non-seulement est inutile, mais produit même les maladies les plus sérieuses et les plus fatales. Il y a un certain rapport entre ce que le corps reçoit et ce qu'il perd. Si l'on mange et boit beaucoup, on perd aussi beaucoup, sans gagner d'avantage que lors qu'on mange modérement, outre qu'il se fait, pour les digestions penibles, une plus grande dépense de forces. Manger trop peu serait un autre extrême qui retarderait l'accroissement du corps et diminuerait n écessairement le pouvoir digestif de l'estomac en le privant de sa part d'exercice et de soutien.

La nature est facile à satisfaire et est toujours bien pourvue , lors qu'on n'exige pas d'elle plus qu'elle n'a coutume de faire. Quand on a pendant quelque temps pris peu de nourriture, la nature s'y habitue tellement qu'on se sent indisposé dès qu'on a passé la mesure ordinaire. L'estomac et ses pouvoirs digestifs s'en ressentent également.

Les robustes paysans digèrent des alimens cruds et solides qui répugneraient à l'estomac des luxurieux citadins. On ne doit pas, pour fortifier cet organe, éloigner de lui ce qui peut l'entretenir dans un exercice convenable. On doit plutôt perfectionner la qualité , qu'augmenter la quantité des substances alimentaires. Il en est de cet organe comme de toutes les autres parties du corps, plus on lui donne d'exercice , plus il acquiert de force et de vigueur. C'est pour cela qu'il est très-contraire de manger des alimens de facile digestion , comme quelques personnes sont sujettes à le faire , car ce n'est pas le moyen d'augmenter l'énergie du corps.

Ce serait une tentative aussi inutile qu'impraticable que de vouloir donner des règles fixes pour déterminer la salubrité ou l'insalubrité respective des alimens, dans leur application aux individus. On a déjà observé que ces règles n'existent pas dans la nature, et que l'état et la condition relative de la personne, du temps et des circonstances, doivent nous servir de guide. Delà, on peut regarder comme règle générale que tous les mélanges et compositions incompatibles, comme le lait et le vinaigre, ou autres acides, ou comme le lait et les liqueurs, sont nuisibles en ce qu'ils produisent dans l'estomac un petit lait acide et âcre et en même temps une masse coagulée indigeste.

Après ces remarques préliminaires, je vais commencer à traiter; 1° *De la quantité des alimens*. Les irrégularités dans la nourriture produisent beaucoup plus de maladies que celles de la boisson; et à cet égard, on commet plus souvent des erreurs relativement à la quantité qu'à la qualité. Autrement les mélanges hétérogènes dont on se charge l'estomac ne plairaient nullement. Il n'arrive, en effet, que trop souvent qu'une personne qui mange lentement, et un peu de plusieurs mets divers, fait moins de mal à son estomac, qu'un autre qui mange immodérement d'un ou de deux mets favoris. Le suc gastrique qui se forme dans les membranes de l'estomac est capable de dissoudre et de digérer les substances les plus variées, pourvu qu'elles ne soient pas incompatiblement mêlées ; et un estomac parfaitement sain peut, de tous les

mets suculens quelconques, préparer un chyle
ou fluide laiteux du même principe nutritif.

Manger autant qu'il est nécessaire pour
réparer la perte éprouvée par le corps, telle
est donc la règle générale. Si on excède cette
mesure, il se fait beaucoup trop de sang; ce
qui est aussi préjudiciable, quoique moins
dangereux, pour la vie, que d'en avoir trop
peu, si l'on outre-passe jamais les limites convenables de la tempérance. L'appétit naturel
peut déterminer avec exactitude la quantité
d'alimens qu'on peut consommer sans diminuer la vivacité du corps. Mais l'éducation
physique ordinaire des enfans rend cela presqu'impossible pour les adultes. On doit donc
donner une attention sérieuse à l'état des intestins qui servent à préparer le fluide alimentaire et quand ils sont relâchés ou malades, on doit aussitôt commencer à être plus
modéré dans le manger.

Il y a trois sortes d'appétits, l'appétit naturel que le mets le plus simple peut stimuler
et satisfaire aussi bien que le mets le plus délicat; l'appétit artificiel ou celui excité par des
élixirs des liqueurs stomachiques, des sels digestifs ect.; il ne subsiste qu'aussi long-temps
que dure l'effet de ces stimulans; et l'appétit habituel ou celui par lequel nous nous ac-
coutumons à prendre de la nourriture à cer-

taines heures et souvent sans aucun appétit.
Le desir d'un aliment particulier est aussi un
espèce de faux appétit. Le véritable appétit
peut seul fixer la quantité d'alimens propre
à l'individu; lors que dans cet état un mets ordinaire ne plaît plus, c'est une preuve certaine
qu'il ne convient plus aux organes digestifs.
Lors qu'après dîner on se sent aussi dispos
qu'avant, ou peut assurer qu'on a pris un
repas *diététique*; car quand on a passé la
juste mesure, on eprouve nécessairement de
la torpeur et du relâchement; la faculté digestive est affaiblie et une multitude de maladies naîtront de cet excès.

L'estomac beaucoup trop distendu par de
fréquens efforts n'est point satisfait de la première quantité d'alimens; son avidité augmente avec les excès qu'on se permet, la tempérance seule peut le réduire à son état naturel et lui rendre son énergie. La plethore,
l'embonpoint monstreux, la fétidité de la
bouche sont les effets désagréables de la glou-
tonnerie, qui en outre affaiblit progressivement l'estomac et punit l'intempérant par des
maux de tête, des fièvres, des douleurs dans
les viscères, la diarrhée, et autres maladies.

Plus cet expansion est subite, plus elle est
dangereuse et agit forcément sur l'estomac,
et ses fibres étant beaucoup trop étendues

deviennent plus sensibles au relâchement subséquent. Il faut donc pour les conserver dans un état convenable de tonicité, *manger lentement.* C'est aussi la première maxime de la diététique. L'estomac n'éprouve alors qu'une distension très-graduelle, parce que les alimens ont assez de temps pour être convenablement préparés par la mastication. Celui qui observe cette règle simple ne se sent satisfait, que quand il a pris une quantité convenable d'aliment ; mais celui qui avale trop vîte, et avant que ses alimens soient parfaitement broyés, croit avoir assez mangé quand il éprouve un sentiment de pression sur les côtés de l'estomac, pression qui est causée par une nourriture non mâchée. Les dents sont destinées par la nature à moudre nos alimens et à les mêler avec la salive produite par des glandes innombrables et destinées aussi à opérer leur dissolution.

La saison, à l'influence de laquelle l'estomac est exposé, comme les autres viscères, détermine encore plus ou mois d'appétit. En général, la chaleur par sa tendance à affaiblir les forces, relâche et épuise le corps. L'estomac ne peut, par conséquent, digérer la même quantité d'alimens en été qu'en hiver. Il y a cependant des personnes qui, dans l'extrême chaleur de l'été, ont le plus fort appétit,

et

(209)

et dont les pouvoirs digestifs sont les plus vigoureux. La bile de ces personnes est d'une consistance aqueuse et sécrétée en trop petite quantité. La chaleur remédie mieux alors à ce défaut. Ceux qui font plus d'exercice en hiver qu'en été, peuvent aussi digérer plus d'alimens. Mais comme les personnes qui mènent une vie sédentaire souffrent ordinairement en hiver d'un mauvais état des digestions, ou du défaut d'exercice, elles doivent prendre moins d'alimens dans cette saison.

On appelle nutritives les substances qui réparent et remplacent ce qui à été dissipé; elles communiquent au corps, au moyen du canal intestinal, des parties homogènes qui se changent en sang, et se transforment ensuite en liquides ou en solides de tous genres. Puisqu'il existe des substances qui communiquent leurs propriétés nutritives, plutôt que d'autres, et qui contiennent des particules plus grossières ou plus délicates, qui selon leur nature, peuvent s'assimiler plus ou moins avec le corps, il s'en suit qu'elles ne peuvent toutes être également nourrissantes.

Une trop petite quantité de nourriture affaiblit le corps, qui par-là acquiert moins qu'il ne perd par la transpiration. Après un long jeûne, l'haleine est fétide, et le corps,

O

disposé aux fièvres putrides. On peut digérer plus facilement une masse pesante d'alimens, pendant quatre heures de respiration accélérée et d'action musculaire, que pendant huit heures de sommeil. C'est ce qui a engagé les hommes à prendre leur principal repas vers le milieu du jour. Une personne qui veille cinq ou six heures après souper se sent beaucoup plus disposée à prendre un second repas qu'à aller au lit.

L'abstinence amène promptement les maladies putrides et malignes. Un jeûne, une diète prolongée, diminuent l'appétit, amènent la faiblesse, l'insomnie, qui sont les symptômes avant-coureurs de ces sortes de fièvres. Une personne qui a long-temps souffert une faim extrême, ne doit pas prendre à la fois beaucoup d'alimens ; car son estomac affaibli et resserré ne pourrait les digérer ; elle doit se restaurer par une nourriture liquide, prise en petite quantité, et se traiter comme un malade échappé à une fièvre putride ou nerveuse. Elle ne doit faire usage d'aucune viande quelconque, mais elle peut prendre avec avantage des végétaux acides(29)

2°. *A l'égard de la qualité des alimens*, il faut examiner ici l'opération de la digestion. Cette fonction peut, à proprement parler, se diviser en deux périodes différens, la *so-*

lution et l'*assimiliation*. La solution 'a lieu dans l'estomac quand les alimens sont changés eu pulpe?, ou en pâte grisâte, en vertu de leur solubilité plus ou moins grande, et qui met à nud leurs particules nutritives. L'assimilation né commence que quand la solution a déjà eu lieu dans l'estomac, et que la substance nutritive ou le suc alimentaire est aspiré par les vaisseaux absorbans, et conduit au sang par les vaisseaux lactés. L'assimilation est donc cette fonction qui animalise, pour ainsi dire, les alimens; c'est ce qui a fait conjecturer que la viande est plus aisée à digérer que les végétaux, parce qu'elle se convertit plus facilement en fluides animaux, et qu'elle est plus analogue à notre nature.

Il a dans le règne animal comme dans le règne végétal des substances d'une digestion aisé et d'autres d'une digestion difficile. Il y en a d'autres qui sont complettement indigestibles et qui passent à travers le canal alimentaire sans donner aucun principe nutritif.

Les mets les plus simples sont les plus nourrissans. Quoique la combinaison multipliée des substances puisse plaire au palais, elle n'est cependant pas la plus saine. Toutes les substances qui contiennent beaucoup de gelée, soit animale, soit végétale sont nour-

rissantes ; car c'est cette gelée seule qui fournit des principes nutritifs. Les particules
dures aqueuses et salines des alimens ne peuvent s'assimiler ou se convertir en chyle.
Les substances nutritives seraient en effet
plus conformes à la nature ; mais comme
notre appétit nous porte, en général, à manger plus qu'il est nécessaire, nous acquer-
rions beaucoup trop de matière alimentaire
et une trop grande abondance de sang, si
nous ne choisissions que les alimens qui contiennent une grande quantité de gelée.

Buchan observe avec beaucoup de raison
que « le grand art de préparer les alimens
« est d'en mêler la partie nutritive avec une
« suffisante quantité de substance légère fa-
« rineuse, afin de remplir le canal, sans le
« surcharger de plus de particules nutritives
« qu'il n'est nécessaire pour le soutien de la
« vie. Cela peut se faire avec du pain et autres
« substances farineuses, dont il y a une si
« grande variété. » Ceux qui ne s'occupent
pas de travaux ou ne se livrent pas à des
exercices pénibles, n'ont pas besoin d'alimens aussi nourrissans que ceux dont les
efforts musculaires et la transpiration violente consument rapidement les fluides nutritifs. Ceux qui ont souffert de fréquentes pertes
de sang, quelle qu'en soit la cause, la répare-

ront mieux par de forts alimens. Mais les personnes d'une habitude pléthorique , doivent au contraire s'en abstenir. Enfin ceux dont la constitution est affaiblie et le corps amaigri par des irrégularités et par la dissipation, ne doivent pas manger beaucoup à la fois , mais plutôt répéter leurs repas à des intervalles réguliers et convenables.

On ne peut déterminer par les lois générales, si l'on doit faire usage de substances de digestion aisée ou difficile. Chacun doit observer les effets que les substances de différens degrés de digestibilité produisent sur son estomac. On ne peut non plus déterminer quels sont à la rigueur , les alimens les plus propres à nourrir tel ou tel individu. L'estomac peut des substances simples préparer le meilleur chyle et en faire les fluides les plus salutaires. On doit à une table diététiquement servie commencer par les mets les plus difficiles à digérer , et finir le repas par les plus aisés ; parce qu'il faut pour les premiers, plus de force digestive , plus de bile et de salive , et que vers la fin on commence à en manquer. Le pouvoir digestif de l'estomac est, sans contredit, plus vigoureux et plus actif quand cet organe n'est pas trop distendu ; et les substances les plus grossières exigent aussi plus de temps pour être convenablement assimilées.

O 3

Il est extrêmement contraire et nuisible de commencer les repas par la soupe ou le bouillon comme font, en général, les Français, les Allemands et les Ecossais. Ces liquides délayans sont peu propres à préparer l'estomac à recevoir des alimens solides; parce que non-seulement ils l'affaiblissent et l'usent par leur volume et leur poids; mais parce qu'ils le privent aussi d'appétit pour le reste du dîner. Toute tension est suivie de relâchement, ensorte qu'on se croit plein beaucoup plutôt qu'on ne l'est en effet, d'ailleurs les soupes et les bouillons demandent peu de digestion, affaiblissent l'estomac, et sont suivis de tous les effets pernicieux des autres boissons chaudes et relâchantes (30). Ils sont salutaires aux malades, aux vieillards et à ceux à qui le défaut de dents a fait perdre le pouvoir de la mastication; mais ils doivent, pour ces personnes, être suffisamment délayés, autrement ils seraient plus difficiles à digérer.

Il y en a qui sont accoutumés à passer toute la matinée sans déjeûner, et qui n'en ressentent aucun inconvénient; tandis que d'autres d'un estomac plus délicat ne peuvent soutenir cette abstinence sans éprouver des besoins et de la faiblesse. La digestion est ordinairement faite trois ou quatre heures après le repas. D'où il arrive que le matin en se levant l'estomac est vide, et le corps souvent affaibli par une longue abstinence. Notre déjeûner devrait donc être composé de substances plus solides et plus nourrissantes qu'il n'est généralement, sur-tout si notre dîner n'a lieu que fort tard, comme c'est aujourd'hui la mode. On doit déjeûner aussi-tôt après le lever, dîner vers midi, et ne pas retarder l'heure du souper jusqu'au temps marqué par la nature pour le repos.

Une règle principale d'hygiène, est de prendre les repas avec un esprit libre et serein. C'est pour cela qu'il vaut mieux dîner ou souper en compagnie. Les mets ont alors plus de goût ; ils nous plaisent davantage, et l'on mange plus lentement et plus savoureusement ; mais on ne doit pas rester trop long-temps à table, ce qui est toujours nuisible à la santé, car la digestion commence quand on y est encore, et comme l'estomac, lors même qu'il est rassasié desire de nouveaux alimens, sur-tout quand la variété et la délicatesse des mets stimulent l'appétit, on doit se mettre en garde contre ces séductions. Il est donc très-utile de ne faire son dîner qu'avec un ou deux plats, parce qu'on mange davantage de plusieurs mets que d'un ou de deux seulement, et qu'on n'éprouve pas aussi aisément la sensation de plénitude. Il est également contraire de lire ou d'occuper autrement son esprit pendant le repas.

Un exercice modéré avant le dîner ou le souper, est très-propre, en provoquant la circulation du sang, à augmenter l'appétit ; mais un exercice très-violent le fait perdre et affaiblit les pouvoirs de l'estomac, à cause de sa sympathie avec les autres parties du corps. On peut, en effet, observer souvent que les gens épuisés de fatigue sont incapables de prendre leurs repas ordinaires. Quelque modéré que soit l'exercice, il doit être pris au moins une demie-heure avant dîner ; car il est très-contraire de se mettre à table immédiatement après avoir fait quelques grands efforts.

Il est très-difficile de donner, à l'égard de la conduite qu'on doit tenir après le dîner, des règles généralement applicables à tous les individus. Les opinions contradictoires des auteurs les plus estimés, paraissent venir de ce qu'ils n'ont point distingué les différens états et les diverses conditions de la vie animale. L'exercice ayant semblé convenir à des constitutions et contraire à d'autres, il a dû nécessairement y avoir diversité d'opinions parmi ceux qui voulaient, à toute force, réduire chaque chose à des règles générales.

Je crois donc nécessaire , pour écarter ces difficultés, d'observer que , malgré qu'il semble conforme aux lois de la nature de se reposer quelque temps après le diner, comme le font les animaux, ce tems, ainsi que d'autres circonstances concomitantes , mérite cependant d'être plus précisément déterminé.

Dès que les alimens sont entrés dans l'estomac, l'importante fonction de la digestion commence. Un violent exercice ne doit certainement pas diminuer la vigueur des organes qui agissent alors ; mais les personnes robustes et musculeuses n'éprouvent aucun inconvénient d'un mouvement modéré fait une heure environ après le plus lourd repas. Il est au contraire très-probable que les muscles abdominaux en reçoivent une nouvelle force; mais comme tout le procédé de la digestion est d'une durée beaucoup plus longue qu'on ne le croit généralement , on ne peut avantageusement employer pour la santé les heures de l'après-midi à aucun travail qui exige de grands efforts.

Quelqu'augmentation d'excitabilité accompagne toujours la transformation du fluide alimentaire en sang , laquelle a lieu trois ou quatre heures après le repas , et beaucoup plus tard chez les personnes d'une digestion faible et lente. Ce surcroît d'excitabilité peut, dans celles d'une grande sensibilité, dégénérer en une sensation douloureuse ou indisposition. Aussi les gens nerveux et hypocondriaques sont-ils souvent sujets, pendant ce temps, à leurs paroxismes ordinaires. Ils sont saisis d'angoisses d'oppression et sont disposés aux faiblesses sans aucune cause extérieure. Ces personnes ainsi que celles qui sont attaquées de fièvre, et sur-tout celles qui sont sujettes à des faiblesses d'estomac, commettent une imprudence, en se livrant à un exercice, quel qu'il soit, avant la digestion parfaite de leurs alimens.

Quant aux avantages du sommeil après le dîner, l'exemple des animaux qui dorment après avoir mangé, peut nous porter à croire qu'un peu de sommeil ne peut être nuisible. On ne peut cependant l'établir pour loi générale, parmi les hommes. La plûpart des animaux qui dorment après avoir mangé se nourrissent de substances d'une digestion si difficile et d'une nature si dure, qu'il leur faut, pour les convertir en matière alimentaire, une grande force digestive. On ne peut donc recommander cette pratique qu'aux gens faibles et nerveux ; et en général, aux personnes délicates, qui sont occuppées d'exercice d'esprit et qui ont passé le moyen âge ; sur-tout dans l'été, dans les climats chauds et après de grands repas.

L'expérience nous apprend cependant, qu'à cet égard , un sommeil court de quelques minutes seulement est suffisant et préférable à un sommeil d'une plus longue durée, parce que, dans ce dernier cas , on perd plus qu'il ne faut pour la digestion, par un surcroît de transpiration insensible, mais la position du corps n'est pas un objet indifférent. Une posture inclinée vaut mieux qu'une posture horizontale, qui peut aisément causer du mal de tête , lorsque l'estomac presse sur les intestins subjacens et que le sang est par conséquent poussé vers la tête. L'ancienne habitude de se tenir de bout ou de marcher après dîner est également contraire, parce qu'il est dangereux de prendre de l'exercice, quand l'estomac est distendu par les alimens, et que cette tension dure au moins une heure.

Dans les premiers âges du monde les hommes vivaient principalement de plantes et de fruits. Aujourd'hui même plusieurs sectes et des nations entières, les Bramines, par exemple , s'abstiennent de la chair des animaux. Les anciens Germains , si renommés par leur force corporelle, vivaient aussi de gland , de pommes , de petit lait et d'autres productions de leur sol non cultivé. Dans l'état actuel de la société , il y a dans ce pays et sur le continent une grande quantité de gens ; les plus pauvres de la campagne, qui vivent principalement de végétaux ; mais, quoiqu'ils les digèrent bien et qu'ils deviennent vigoureux, il est cependant certain que la chair des animaux remplit beaucoup mieux ces deux objets. Aussi, dans les pays où la classe laborieuse du peuple en fait sa principale nourriture, trouve-t-on parmi elle un plus grand nombre de gens et plus vigoureux et plus âgés.

Un écrivain populaire observe que la viande convient moins à la vie sédentaire qu'à la vie laborieuse, et que les végétaux doivent en être la principale nourriture. La viande rend les hommes lourds et incapables d'études profondes, sur-tout quand elle est accompagnée du libre usage des liqueurs fortes. Cela est, en partie, vrai ; mais le docteur Buchan aurait dû ajouter que les infirmes et ceux qui sont sujets aux indigestions, souffrent encore plus de l'usage des végétaux, qui, par leur nature, produisent beaucoup trop de vents, et demandent, pour être changés en bon fluide alimentaire, des organes digestifs beaucoup plus forts.

Il est bon cependant de remarquer qu'un usage trop fréquent et excessif de cet aliment dispose aux maladies inflammatoires, et communique à quelques tempéramens sanguins une sorte de férocité. Les nations qui ne vivent que de la chair des animaux, tels que les Tartares, sont, en général, plus cruelles que les autres (31). Le même effet se manifeste chez les animaux carnivores; ils ont une odeur très-désagréable, et leur chair et leur lait ont une saveur déplaisante et dégoûtante. Un enfant même refuse le sein, quand sa nourrice a mangé trop de viande. Ceux qui en mangent en grande quantité, doivent nécessairement acquérir une mauvaise haleine. Il paraît donc plus salutaire de combiner les substances animales avec les substances végétales, en proportions convenables. On ne peut déterminer, avec précision, la quantité proportionnelle qui convient à chaque individu; mais, en général, deux tiers ou trois quarts de végétaux paraissent assez bien mêlés avec un tiers ou un quart de viande. Ce salutaire mélange peut éloigner les maladies provenant de l'usage trop abondant des uns ou des autres. Cependant cela dépend beaucoup des propriétés particulières des substances alimentaires appartenant à l'une ou à l'autre des différentes classes d'alimens que nous allons maintenant examiner.

Des alimens pris dans le règne animal.

Il est utile d'établir, pour règle préliminaire, que la viande fraîche est la plus saine et la plus nourrissante; mais pour qu'elle conserve ces qualités, il faut qu'elle reste tendre et juteuse ; elle est alors plus aisée à digérer et donne plus de principes nutritifs.

La chair des animaux domestiques est, au reste, préférable à celle du gibier, et quoique celle-ci soit, en général, plus tendre et d'une digestion plus aisée, elle ne contient pas la gélée et les sucs doux dont l'autre est presqu'uniformément imprégnée.

La manière ordinaire de préparer les viandes leur fait perdre une partie considérable de leur qualité nutritive, et les rend moins digestives. La chair crue contient certainement le suc le plus pur et le plus nourrissant; et il y a des substances qu'on mange souvent dans un état presqu'approchant de cette crudité. Tels sont les jambons de Mayence, les saucissons d'Italie, de Boulogne, les oies confites, les harengs salés et autres.

Les diverses manières d'apprêter la viande ont été imaginées pour qu'elle soit plus agréable au goût et mieux adaptée à l'estomac. L'exposition à l'air la rend plus molle, ce qui est évidemment l'effet d'un commencement de putréfaction. Les viandes marinées et enfumées, si communément usitées dans les contrées septentrionales et méridionales de l'Europe, acquièrent une dureté qui n'est pas naturelle et font naître plusieurs maladies de la peau. La viande bouillie perd son suc nutritif ; la substance gelatineuse s'en détache et s'incorpore dans le bouillon. La viande se convertit ainsi en une masse moins nutritive et plus oppressive pour les organes digestifs , parce que les particules fibreuses restantes se trouvent beaucoup trop dénudées par cette cuisson. Le bouillon en contient , en effet, la partie la plus nourrissante ; mais elle est beaucoup trop délayée pour être d'une digestion facile. La meilleure manière de préparer la viande est de la rôtir ; elle perd moins ses qualités ; les particules succulentes s'en évaporent beaucoup moins ; il se forme bientôt, sur sa surface , une croûte qui conserve mieux le principe nutritif : aussi une livre de viande rôtie équivaut - elle , en nourriture réelle, à deux ou trois livres de viande bouillie.

On fait souvent bouillir la viande dans des vaisseaux découverts , ce qui n'est pas la meilleure méthode de la rendre tendre , savoureuse et nourrissante : on doit pour cela n'employer que des vaisseaux couverts. Le procédé de cuisine , qu'on appelle *étuvée* , est, de tous les autres, le plus profitable et le plus nourrissant ; il conserve et concentre mieux les parties les plus substantielles de la viande.

On couvre ordinairement de pâte les substances qu'on fait cuire au four , afin que l'évaporation ne les dessèche pas trop. La viande retient ainsi, en effet, toutes les particules nutritives et devient plus tendre et plus facile à digérer ; mais la pâte est extrêmement nuisible à l'estomac, parce qu'en général il y entre une trop grande quantité de beurre, qui, dans cet état, ne peut être promptement digéré. La chair frite ou grillée est, en quelque sorte, privée de sa substance ; mais si le feu est assez fort, il se forme bientôt, sur la surface, une croûte solide qui empêche l'évaporation et rend la chair tendre. Le beurre autre corps gras, employé pour prévenir son adhésion à la poële, lui donne un goût brûlé ou empyreumatique, et la rend plus difficile à digérer.

Les végétaux ne se digèrent pas, en général, aussi vîte que les substances animales, même les plus dures et les plus coriaces. Celles-ci sont, par leur nature, plus promptement assimilés au corps ; mais la chair des jeunes animaux, et une quantité proportionnée de végétaux salutaires, est la diète la mieux adaptée à notre organisation. La chair des animaux engraissés n'est nullement saine, parce qu'ils mènent une vie paresseuse et inactive, et qu'ils sont environnés, dans leurs prisons, d'un air mauvais et infecte : leur chair, par conséquent, ne peut donner de fluides salutaires. Quoique

Quoique la graisse de la viande soit plus nourrissante que le maigre, il faut cependant, pour digérer cette matière huileuse peu facile à dissoudre, une bile très-active, beaucoup de salive et un estomac vigoureux. On doit, afin de prévenir tout mauvais effet, se servir d'une quantité suffisante de sel, qui est un excellent dissolvant de la graisse, qui la change en une masse savonneuse et la rend plus facile à digérer.

Le luxe a introduit une opération contre nature, qui donne à la chair de certains animaux de la délicatesse et plus de principes nutritifs. Mais la chair de ces mêmes animaux est enore plus saine, quand ils n'ont pas été mutilés et avant qu'on leur ait permis l'accouplement. Les parties gélatineuses et mucilagineuses des animaux fournissent seuls des principes nutritifs et la chair est plus ou moins nourrissante, suivant la proportion des parties qu'elle contient. Le mucilage est la partie constitutive principale des végétaux, et la gelée ou gluten celle des animaux. C'est pour cela que les subtances farineuses contiennent davantage du premier, et la chair des animaux davantage de la seconde. Une gelée substantielle, celle du pied de veau, par exemple, est plus nourrissante qu'un léger bouillon de poulet, mais elle est aussi plus difficile à digérer.

Il convient d'augmenter en été la quantité des alimens végétaux et de faire usage d'acides, tels que du vinaigre, de citrons, d'oranges et autres substances végétales regardées comme rafraîchissantes et propres à prévenir les maladies inflammatoires et putrides. Ceux qui prennent continuellement des alimens nourrissans sont sujets à devenir gras et pléthoriques ; l'abstinence, au contraire, maigrit et affaiblit ceux qui s'y soumettent par parcimonie ou par un zèle fanatique. Il est, entre ces extrêmes, un milieu, qui semble très-favorable à la santé ; c'est un mélange convenable de nourriture animale et végétale. Je ne puis assez recommander à ceux qui sont souvent troublés par un appétit insatiable, la précaution suivante : plus l'estomac demande d'alimens, et moins on doit lui donner de substances fortement nourrissantes, afin d'éviter l'obésité ou la réplétion. Il faut, dans ces cas, beaucoup de végétaux pour contrarier la disposition à la pléthore qu'occasionne nécessairement le fréquent usage de substances nutritives.

Il y a des personnes à qui la faim cause une sensation douloureuse ; cela vient de ce qu'il s'amasse beaucoup trop d'acide dans l'estomac. Une diète végétale est nuisible à ces personnes ; elles doivent augmenter la quantité de leurs alimens animaux. Ceux qui contiennent des substances huileuses , leur conviennent en général. Le pain et le beurre leur sont utiles pour neutraliser cette acrimonie acide , et pour changer en même-temps la graisse en une substance savoneuse plus soluble. La cause de cet acide est souvent une faiblesse dans l'estomac, qu'on ne peut guérir autrement que par des amers fortifians et par des alimens un peu astringens , et qui provoquent la chaleur des intestins. A cet égard les viandes et les boissons froides sont préférables aux chaudes.

La gelée des animaux , étant la substance la plus propre à l'assimilation , est évidemment la plus utile pour la nourriture du corps humain. Cependant, comme chaque espèce d'animal a sa gelée et sa graisse particulière , qui ne peuvent être nourrissantes que quand les organes digestifs les ont assimilés à notre nature , et comme les différentes parties des animaux exigent différens degrés de digestion , il est nécessaire d'entrer dans un examen plus détaillé de ces différences.

L'expérience nous apprend que la chair et les intestins des jeunes animaux fournissent une gelée légère , facile à digérer et

nutritive. La chair dure et coriace, les car-
tilages, les nerfs, les ligamens, les membranes, les intestins épais et membraneux,
et les parties tendineuses des jambes des
vieux animaux, fournissent une gélée forte et
visqueuse qui est difficile à digérer et à assimiler à nos fluides. Plus l'animal est sain, plus
forte est sa gelée et plus nourrissans sont ses
fluides. La chair la plus nutritive est celle
des animaux vivant en plein air, faisant beaucoup d'exercice et ayant une masse abondante de sang, sur-tout si on les tient dans
des endroits secs et chauds. L'ammoniaque
contenu dans la chair des animaux carnivores, est la cause du peu de principes nutritifs qu'elle fournit, et des conséquences fâcheuses qui suivent son usage. La similitude
de structure dans les quadrupèdes et dans
l'homme peut faire conjecturer que leur gelée n'est pas différente de la nôtre ; que ceux
qu'on tue lorsqu'ils tettent encore donnent
la meilleure nourriture, et que la chair des
animaux femelles est plus aisée à digérer,
mais moins nourrissante que celles des mâles
châtrés, qui, à cet égard, méritent la préférence. Après les quadrupèdes viennent les
oiseaux, ensuite les poissons, puis les amphibies et enfin les insectes.

La chair des animaux étant plus nourris-

sante, produit du sang, de la graisse et des
particules nutritives en beaucoup plus
grande quantité que les alimens végétaux ;
l'activité et le courage des animaux carnivores prouvent que l'usage de la viande
donne de la force et de l'énergie (32), et conserve les muscles dans un état de vigueur ;
c'est pour cela que beaucoup de viande est
contraire aux personnes grasses et pléthoriques, aux fièvreux et à ceux qui sont sujets
aux hémorragies ou pertes de sang. Les
phlegmatiques au contraire et ceux dont les
fluides sont aqueux et légers, et dont les
pouvoirs digestifs sont faibles, peuvent en
sûreté manger plus de viande que de végétaux. Des différentes espèces de viande, le
gibier est la plus échauffante ; celle des jeunes animaux domestiques l'est moins, telle
est, par exemple, celle du veau et du poulet,
sur-tout quand on la mange avec des substances végétales, un peu acides, telles que l'o-
seille, l'asperge, etc. J'ai déjà remarqué que
la viande dispose à la putrescence ; c'est
pour cela qu'on doit en manger peu dans
l'été et dans les climats chauds. Les personnes qui ont une certaine disposition aux fièvres gastriques, à de fréquentes éruptions
de la peau, à l'obésité, doivent s'abstenir d'un
usage trop abondant de la viande.   P 3

J'ai déjà observé que la chair des animaux carnivores a une tendance extraordinaire à la putréfaction, qu'elle contient une grande quantité de principes ammoniacaux, et qu'elle fournit peu de substance nutritive. La chair des animaux granivores participe plus des substances végétales, est moins sujette à la putréfaction, et, quoi qu'elle soit moins nourrissante, elle fournit cependant un aliment plus doux et plus naturel.

La chair de poisson étant, comme l'élément dans lequel il vit, d'une nature très-distincte de l'homme, est, de toutes les autres, la moins saine et la moins nutritive. (33)

Les quadrupèdes domestiques qui sucent le lait de la mère ne fournissent pas une nourriture bonne, ni bien préparée, quand ils dorment trop ou sont trop promptement élevés. Dans les animaux qui ont les muscles tendres, et qui font peu d'exercice, les parties qui sont plus en mouvemens que les autres, telles que les jambes et la tête, sont probablement les plus saines.

La volaille nous fournit l'aliment le plus précieux, parce que ses fluides sont excellens et bien digérés. Il y a des animaux dont la chair est coriace et spongieuse, quand ils sont jeunes; mais que l'âge amollit et rend meilleure. On ne peut la manger qu'après un certain temps , comme l'anguille et la carpe , d'autres sont durs , quand ils sont jeunes. On doit les manger de bonne heure, parce que cette dureté augmente avec l'âge; tels sont le merlus et plusieurs autres espèces de poissons. La chair des vieux animaux qui ont moins de parties musculaires que les jeunes de la même espèce , est indigeste. On peut établir , comme règle générale , que plus la chair d'un animal est disposée à la putréfaction , plus elle est mal-saine.

Quoique le veau fournisse moins de principe nutritif que la chair du même animal , parvenu à la maturité , il contient pourtant une grande quantité de parties gélatineuses qui est humectante , très - rafraîchissante. Mais on ne devrait pas le mener au marché qu'il n'eût au moins six semaines, et n'eût été nourri exclusivement que du lait de la mère. La chair de veau possède une propriété laxative et calmante. Aussi l'on peut en donner aux malades, aux convalescens , quand ils sont très-faibles , sur-tout si l'on y ajoute quelqu'acide. C'est aussi une très-bonne nourriture pour les personnes qui ont de la disposition aux hémorragies. Comme il contient une grande quantité de gelée , son usage doit être interdit aux personnes disposées aux embarras gastriques ou à la diarrhée. Ces raisons nous font recommander le bouillon de veau dans les maladies de poitrine et inflammatoires. Les poumons, le foie et la langue de veau sont moins visqueux que la chair, ils sont mous, doux et faciles à digérer, et conviennent aux personnes atteintes de phthisie pulmonaire. Il n'y pas de graisse animale plus légère que celle de veau. Elle a moins de disposition à la putrescence ; elle peut donc être plus utile que toute autre aux personnes qui ont une teinte de scorbut. La graisse de veau ne doit pas être bouillie, parce que cette préparation amollit trop les fibres, dissout la gelée et la rend incapable de digestion. Mais en la faisant rôtir, elle devient plus sèche et un peu plus solide. Les particules épaisses et séreuses du sang s'attachent aux vaisseaux extérieurs, les fibres se dessèchent, et il se forme une croûte sous laquelle les fluides s'amassent et se changent en vapeur par l'application continue de la chaleur. Dans cette opération toutes les fibres sont, pour ainsi dire, dans un bain de vapeur, et parfaitement amollies, sans perdre rien de la gelée. On peut donc regarder le veau rôti comme le meilleur mets de cette espèce. La poitrine de veau rôtie mérite la préférence, parce qu'elle est tendre et juteuse. La cuisse est trop sèche et trop fibreuse. Il faut de bonnes dents pour la broyer. En un mot, le veau ne convient pas aux estomacs faibles et paresseux, qui demandent à être exercés par une espèce de viande plus ferme. Bouilli, il est très - peu nourrissant, et quand on fait un repas de veau seul, ou sent bientôt l'appétit renaître. Le veau est la substance la moins convenable aux personnes sujettes aux aigreurs. Mais on doit d'abord donner aux convalescens du bouillon de veau, ensuite du veau rôti, et enfin du bœuf, dont nous allons maintenant examiner les propriétés.

Le bœuf fournit une nourriture bonne, vivifiante et forte, aucun autre aliment n'égale la chair d'un bœuf de moyen âge. Les personnes d'un estomac faible n'en doivent manger qu'avec modération. Elle est particulièrement utile à ceux qui s'occupent de travaux durs ; la graisse est presqu'aussi facile à digèrer que celle du veau.

Il est cependant bon de remarquer que la langue, les intestins, et les *saucissons*, faits de bœuf, sont d'une digestion plus difficile que la partie musculaire, et qu'il est très-contraire d'en donner aux nourrices, aux enfans ou aux femmes en couches.

La chair des vieux bœufs, nourris et tenus dans l'étable quand ils ne peuvent plus travailler, est à peine digestible. Elle est pésante pour l'estomac, et, comme celle des vieilles vaches, qui est encore plus mauvaise, elle ne contient point de fluides nourrissants. Quoiqu'on mange plus souvent le bœuf bouilli, il est cependant plus nourrissant et plus digestible quand il est rôti. Enfin le bœuf est presque la seule viande dont l'estomac ne se lasse pas facilement, et qui convienne dans presque toutes les saisons de l'année.

Le porc fournit une nourriture copieuse et agréable, qui ne déplaît point aux gens robustes et laborieux, mais qui, à cause de l'abondance de sa graisse, n'est point saine pour les personnes d'un faible estomac ou d'une vie sédentaire.

Les anciens médecins regardaient la chair de porc comme la meilleure et la plus nutritive pour les estomacs vigoureux. Mais ils étaient à coup sûr dans l'erreur à cet égard. Car quoique sa qualité soit telle qu'il en faille une plus petite quantité pour satisfaire aux besoins de l'estomac, cependant le veau et le bœuf, pris en grande quantité, fournissent autant ou même plus de principes nutritifs, et une gelée, sans contredit, plus saine que le porc n'en pourrait donner dans des circonstances semblables.

Les jambons enfumés sont un aliment très-fort , quand on les mange dans un temps convenable ; ils sont pour l'estomac un stimulant salutaire , mais ils deviennent d'une digestion encore plus difficile quand on les fait bouillir. Toutes les viandes qu'on sale perdent de leur gelée, leurs fibres deviennent roides , et par conséquent plus pésantes pour l'estomac ; le sel pénétre dans la gelée elle - même , empêche sa dissolution dans le canal alimentaire et la rend moins nutritive ; les fibres de la viande enfumée se couvrent d'une croûte ; la gelée est à demi brûlée, la chaleur de la cheminée fait concentrer le sele, et la graisse qui est entre les muscles devient rance. Ces viandes , quelque stimulantes qu'elles soient , pour le palais des gourmets , ne peuvent être saines.

Les saucissons grillés ou bouillis sont une espèce de nourriture substantielle ; mais il faut un bon estomac pour les digèrer. Ils ne sont point trop échauffans , pourvu qu'il n'entre point trop de poivre dans leur composition , et qu'ils soient assez pleins pour ne pas renfermer d'air. Les boudins composés de lard et de sang coagulé , qui est entièrement indigeste , sont une sorte d'aliment aussi mauvais que mal imaginé. Ils le sont encore plus quand ils ont été fortement enfumés ; car ce procédé durcit le sang , rend le lard plus rance ; rien n'est plus pernicieux et plus destructif pour l'estomac le mieux fortifié. Les épices qu'on ajoute ordinairement aux saucissons, corrigent un peu leurs qualités nuisibles , mais ils ne suffisent pas pour détruire les effets extrêmement désagréables des substances rances.

Le lard est une graisse durcie; accumulée dans la texture cellulaire qui est sous la peau. C'est le plus mal - sain de tous les mets , il devient aisément rance dans l'estomac, où il fait un assez long séjour; il est particulièrement nuisible à ceux qui sont sujets aux chaleurs d'entrailles. La substance plus molle, recueillie des entrailles et du mésentère des cochons, devient aussi aisément rance. Elle relâche en outre les organes digestifs , c'est pour cela qu'on s'en sert rarement dans les cuisines d'Angleterre.

Le mouton , nourri dans des pâturages secs , est un aliment meilleur et plus nourrissant que le mouton tenu dans des endroits humides. Ceux qui se nourrissent près des bords de la mer , sont aussi d'un excellent manger , les particules salines qu'ils imbibent donnent à leur chair de la consistance et plus de saveur. La viande de bélier est coriace et désagréable ; mais celle de brebis, et plus encore celle d'agneau, est riche en substauce nourrissante. Le jeune mouton est succulent et facile à digérer ; mais il est plus coriace et n'a pas le suc alimentaire et savoureux particulier au mouton d'un certain âge. Le meilleur mouton est celui qui a trois ans au moins, et pas plus de six. Avant trois ans il n'a pas atteint sa perfection et son fumet.

On doit exposer à l'air, pendant plusieurs jours, selon la température et la saison, un morceau de mouton qu'on veut faire rôtir. Il donne alors un mets savoureux facile à digérer, et qui convient à toutes les constitutions. Mais la graisse de mouton est presque indigeste ; car elle se coagule dans l'estomac et oppresse cet organe ; le maigre du mouton est plus succulent et plus sain. Les pieds de cet animal sont nourrissans à cause de leur gelée, et sont d'une grande utilité pour les lavemens, dans les cas d'inflammations des intestins.

L'agneau est une viande légère et saine, moins nutritive que le mouton, mais extraordinairement utile aux estomacs délicats. Les végétaux qu'il convient mieux de manger avec l'agneau sont ceux d'une saveur acidule, tels que l'oseille et autres semblables. On a coutume de manger de l'agneau quand il est très-jeune ; mais celui qui a tetté six mois est plus gras , plus tendre et meilleur à tous égards que celui qui a été tué à deux mois , et avant d'avoir acquis sa consistance.

La chair de chèvre est dure , indigeste et mal-saine ; il n'y a que celle de chevreau qui soit succulente , plus facile à digérer et qui fournisse une bonne nourriture.

La chair de daim et celle de lièvre contiennent beaucoup de matière nutritive ; mais , ce qui est contraire à la santé , on les mange ordinairement quand elles sont à demi-putréfiées. Quoiqu'elles soient naturellement très-disposées à la putrescence , quand elles sont bien apprêtées , elles fournissent un aliment tendre , et s'assimilent promptement à nos fluides. Mais comme les bêtes fauves acquièrent , par leur mouvement et leur exercice continuels, une sorte de chair plus sèche que celle des animaux domestiques , on ne doit jamais la faire bouillir , mais toujours la faire rôtir ou étuver. Les fluides de ces animaux sont , par la même raison , plus sujets à se putréfier que ceux des animaux domestiques. Les personnes qui ont une prédisposition au scorbut ou autres maladies putrides, ne doivent pas manger beaucoup de gibier , surtout en été. On peut corriger cette pernicieuse tendance avec du vinaigre , du jus de

citron ou du vin. La salade est aussi très-
bonne à manger avec ce mets. Les parties des
bêtes fauves, qui font moins de mouvement,
sont les plus juteuses et les plus savoureuses.
Le dos, par exemple, est la meilleure partie
d'un lièvre.

La graisse et la moëlle des animaux fournissent, à la vérité, un suc alimentaire solide
et nourrissant ; augmentent le sang et les fluides, mais sont difficiles à digérer ; elles demandent un estomac vigoureux, une mastication parfaite, une salive et une bile suffisantes, et conviennent mieux aux personnes
qui font beaucoup d'exercice. Quand elles ne
sont pas bien digérées, elles causent la diarrhée et affaiblissent l'estomac et les viscères.

Le sang des animaux est tout-à-fait indigestible, et, par conséquent, nullement
nourrissant.

Le lait est d'une consistance et possède des
propriétés différentes, non seulement selon les
diverses espèces d'animaux, mais aussi dans
la même espèce, suivant la différence de nourriture, la constitution de l'animal, l'âge, le
temps où se forme le lait et autres circonstances. Le lait est le premier des alimens ; il est
la meilleure pour les personnes dont les vaisseaux absorbans et lactés sont trop faibles
pour en tirer des autres alimens. C'est en quel-

que sorte un fluide dejà digéré par l'animal qui le fournit.

La nature a marqué le lait pour être la nourriture des enfans , parce que leur croissance exige beaucoup de principes nutritifs ; ce qui peut faire conclure aussi que le lait se digère aisément par les estomacs sains , puisque , dans l'âge tendre des enfans , les pouvoirs digestifs sont si faibles. La soupe au lait et les alimens , dans la composition desquels on emploie du lait ou de la fleur de farine , ont une tendance manifeste à obstruer le système glanduleux des intestins et du mésentère ; c'est ce qui les rend extrêmement malsains , sur-tout pour les enfans. Le lait , quoique production animale , ne se putréfie pas promptement, et comme il a quelques propriétés des végétaux , il devient plutôt aigre que putride. Il fournit un fluide alimentaire substantiel , et il est utile , pour cela , aux personnes affaiblies par des excès ou par la consomption.

Comme le lait des animaux contient plus de crême que celui des femmes, on doit le couper avec de l'eau quand on le donne aux enfans. Comme il contient des particules saccarines et huileuses , il est très-utile dans certaines maladies virulentes , dans les ulcères invétérés et dans le scorbut. Il est très-bon pour

adoucir

adoucir les spasmes et l'érétisme nerveux, surtout dans l'état de petit-lait. Il provoque , en général , la transpiration et l'évacuation ; il est extrêmement bienfaisant dans le crachement de sang , dans l'hystérie , dans l'hypocondrie , dans la dyssenterie , dans les toux invétérées , dans les affections convulsives et dans les maux de gorge inflammatoires. On s'en sert aussi pour les fomentations , les bains , les injections émollientes et lotions sur les parties enflammées. Quand on l'emploie comme médicament, on doit le boire immédiatement ou peu de temps après qu'il est trait , parce que , quand on le fait bouillir, ou même quand on le garde long-temps , les particules balsamiques les meilleures et les plus nutritives s'en évaporent (34).

Lorsqu'on se sert du lait, comme de nourriture, dans les maladies, on doit le tirer d'animaux sains et bien nourris ; car nous voyons combien la santé des enfans dépend de celle de la mère, et combien ils souffrent subitement d'une nourrice mal-saine ou sujette à des passions. Au printemps et en été le lait est particulièrement bon et sain , à cause de la sève abondante des végétaux. Il est trèsinférieur en hiver. Il est, en outre, nécessaire que l'animal qui fournit le lait, soit tenu dans un air libre, et fasse tous les jours

Q

de l'exercice. Les familles qui veulent avoir du bon lait, doivent, quand elles le peuvent, avoir une vache ; car, indépendamment de l'altération du lait qu'on vend, on trait souvent les vaches dans un temps contraire, ce qui nuit beaucoup à la bonne qualité du lait et l'empêche d'être aussi sain.

Le meilleur lait est celui qu'on trait d'une vache de trois à quatre ans, trois mois environ après qu'elle a vêlé, et dans les belles matinées du printemps. Le lait d'une bonne vache doit être blanc, sans aucune odeur, et si gras qu'une goutte, en tombant sur l'ongle, ne puisse se diviser. Il est plus léger, mais contient plus de particules aqueuses que le le lait de brebis et de chèvre. D'un autre côté, il est plus épais et plus lourd que le lait d'ânesse et de jument, qui approche de la consistance du lait de femme. Le lait de brebis est riche et nourrissant ; il donne beaucoup de beurre, qui, cependant, est si peu savoureux qu'on ne peut le manger. Ce lait et celui de chèvre produisent beaucoup de fromage, qui est dur, fort, piquant et difficile à digérer.

Comme les chèvres aiment beaucoup les herbes astringentes, leur lait est supérieur en force à celui des autres animaux ; c'est pour cela qu'on l'emploie quelquefois, avec le

plus heureux succès, dans les maladies hystériques (35). On se sert principalement du petit
lait de chèvre et du lait d'ânesse dans la
consomption pulmonaire ; et lorsqu'on ne
peut se procurer le dernier, on peut y substituer celui de jument.

Le lait est composé de parties caséeuses,
butireuses et aqueuses ; celui qui contient
une quantité bien proportionnée de ces trois
parties est le plus sain, mais ce mélange n'est
pas toujours dans une proportion convenable. Souvent les deux premières, c'est-à-dire
le beurre et le fromage, sont prédominants.
Dans ce cas, le lait fournit, à la vérité, un
aliment fort, mais difficile à digérer. Si l'eau
forme la plus grande proportion, le lait se
digère alors facilement, mais il est moins
nourrissant. C'est particulièrement le cas du
lait d'ânesse, qui, plus que tout autre, possède une vertu laxative et diurétique.

La chaleur, et plus que tout cela, l'action
de l'organe digestif jointes aux propriétés chymiques du suc gastique, font nécessairement
coaguler le lait dans tous les estomacs. Le
mélange des liqueurs digestives dissout et dé-
laye la partie caséeuse, et prépare ainsi son
changement en chyle pur ou fluide laiteux. Il
n'y a pas de différence entre prendre de la
crême, du fromage et du petit lait, l'un après

l'autre, ou de les manger réunis : dans le premier cas, la séparation a lieu hors de l'estomac, et dans le second, dans cet organe.

Il est cependant contraire de manger des substances acides avec du lait, parce que cette masse occasionne la fermentation ; au contraire, la coagulation naturelle n'est que la séparation des parties constitutives et non une transition de ce fluide doux à l'état de fermentation acide. Les liqueurs digestives savoneuses, malgré la coagulation du lait, empêchent cette fermentation.

Le lait n'est pourtant pas toujours un aliment convenable pour les personnes faibles, il peut même, dans certains cas, être nuisible ; par exemple, il ne convient pas aux hypocondriaques, parce qu'il cause des douleurs d'estomac, la colique, des chaleurs d'entrailles et la diarrhée. Les fébricitans, dont les organes digestifs ne peuvent soutenir des alimens trop nutritifs, doivent s'abstenir de cette liqueur animale. Il ne convient pas non plus aux personnes pléthoriques, phlegmatiques et corpulentes, et particulièrement aux grands buveurs et à ceux qui font usage de liqueurs fortes. Ses parties butireuses et caséeuses peuvent empêcher la digestion et oppresser l'estomac.

Enfin, le lait aigre ne peut être d'aucun

usage , à cause de la décomposition chymique de ses parties constitutives ; et parce qu'il ne peut être digéré qu'avec peine par l'estomac le plus vigoureux. Le lait doux , lui-même , ne doit pas être mangé avec de la viande , et souvent le petit lait lui est préférable.

Avec ces exceptions , le lait est une excellente nourriture ; il n'exige pas des organes digestifs trop forts , à moins qu'on ne mange avec lui diverses autres substances. Des personnes, au contraire , qui étaient très-faibles , ont éprouvé de grands avantages et ont , en quelque sorte , été guéries en ne mangeant que du lait. On observe tous les jours que des enfans à la mammelle , qui ont une disposition naturelle à l'acidité et à la viscosité , n'en ressentent de mauvais effets que quand , avec le lait, on les nourrit de gâteaux , de pâtisserie , de pain d'épice et autres alimens indigestes.

La crême est excessivement nourrissante , mais trop grasse et difficile à digérer pour les gens d'une vie sédentaire.

Le beurre possède , tout-à-la-fois , les bonnes et mauvaises qualités des huiles végétales. Il acquiert bientôt un goût rance et amer , quand il n'est pas assez dégagé du lait de beurre , après qu'il a été battu. Le pain et le beurre demandent une force de digestion bien exercée ; c'est un aliment pernicieux pour les personnes d'un tempérament chaud et bilieux , et pour celles qui ont l'estomac faible. Une surface très-grasse et luisante , une couleur jaune , une odeur agréable et une saveur douce , sont les signes de la bonne qualité du beurre.

Le lait de beurre est une espèce de petit-lait qui contient beaucoup de parties buti-reuses ; il est rafraîchissant , quand on le boit nouveau et doux.

Je ne puis omettre , avant de quitter le sujet du lait , de remarquer qu'outre les qualités qu'on vient d'énumérer , ce fluide contient quelques parties spiritueuses cachées , que les chymistes connaissent peu. Quoiqu'on ne puisse dégager ces parties du lait et les mon-trer sous une forme separée , il est cepen-dant certain que les Perses et autres habi-tans de l'Orient préparent avec du lait une sorte de vin qui a toutes les propriétés des liqueurs enivrantes : c'est ce que rapportent des voyageurs dignes de foi. Mais je suis porté à soupçonner que ces Orientaux ajoutent quelque chose au petit lait doux , après en avoir séparé les parties caséeuses, et que c'est cela qui produit la fermentation vineuse. Je n'essaierai point de décider s'ils y ajoutent du miel , du sucre ou quelque végétal mucilagineux, contenant un principe saccarin. Mais il est bien connu que les Chinois font fermenter et distillent, d'un mélange de riz et de veau, une liqueur qui n'est pas désagréable, quand elle est nouvelle (36).

Le fromage s'obtient de la partie dure du lait qui s'élève dans la coagulation, et qui doit être complettement exempte de petit lait. Tout fromage est difficile à digérer, parce que c'est la partie du lait la plus grossière et la plus glutineuse, que les gens sains et laborieux peuvent seuls digérer ; il est trop lourd pour les autres ; il se durcit dans un estomac faible, et s'amasse en une masse dure et concrète. Il est absurde de supposer qu'il aide la digestion ; il n'a, tout au plus, qu'un effet négatif, celui de produire sur l'estomac un stimulant momentané, encore n'est-ce que le fromage vieux et sain, qui n'est ni trop gras, ni trop avancé dans le procédé de la putréfaction, qui le produise.

Le fromage grillé, quoique plus agréable à quelques palais que le fromage crud, est encore plus indigeste. Le fromage trop salé, tel que celui d'Hollande, acquiert, quand il est vieux, une acrimonie dangereuse. Le fromage vert de Suisse, mêlé avec la poudre du mélilot sauvage (*trifolium melilotus*) et les fromages doux de *sauge*, préparés en Angleterre , sont presque les seuls qu'on puisse manger en sûreté , et même on en doit user modérément.

Les oiseaux , vivant dans l'atmosphère la plus pure et la plus saine, possèdent la substance alimentaire la mieux préparée et la plus douce. Cependant la chair des oiseaux , quoique plus facile à digérer , est moins nourrissante que celle des quadrupèdes; leur exercice , presque continuel , fait que leurs muscles sont plus secs , et ont , par conséquent , un suc moins nutritif. Les oiseaux qui vivent principalement de vers , d'insectes et de poissons , ne sont pas sains ; et , s'ils fréquentent des endroits marécageux et sales , leur chair fournit une nourriture maigre et sans suc.

Il y a des parties d'oiseaux moins saines que d'autres. Les ailes de ceux dont l'exercice principal est de voler , et les cuisses de ceux qui courent davantage , sont les parties les plus sèches de leur corps. C'est pour cela que , chez tous, la poitrine est la partie la plus molle et la plus nourrissante. La volaille jeune est préférable à celle de quelques années ; celle-ci a les muscles trop coriaces et est plus pesante à l'estomac.

Les oiseaux granivores sont, à tous égards , les meilleurs ; après eux , ceux qui se nourrissent d'insectes , et enfin , la classe des oiseaux qui vivent de poisson. Il n'y a , en effet , que les nations sauvages qui mangent de ces derniers , ainsi que de tous les autres animaux carnivores , le canard et l'oie sauvages et apprivoisés exceptés ; leur chair dure et disposée à la putréfaction , les rend moins sains que les autres oiseaux. Les oiseaux aquatiques donnent la nourriture la moins bonne. En général, on mange peu d'oiseaux au printemps, soit parce que la plûpart d'entr'eux sont alors en accouplement , soit à cause des longs voyages que font ceux de passage et qui les rendent plus maigres qu'en aucun temps de l'année. Il y a cependant des oiseaux de passage qui n'arrivent , dans ce climat , que vers l'automne.

Il est à remarquer que la plûpart des oiseaux, pris dans leur état sauvage et nourris en captivité, tels que les perdrix , les alouettes et autres , perdent beaucoup de leur fumet particulier : il en est de même des quadrupèdes sauvages. Cependant les oiseaux et les animaux privés et domestiques , qu'on nourrit dans les basses-cours et les étables , sont généralement plus gras et plus musclés , que ceux qui sont obligés de chercher leur propre nourriture. Les vieux oiseaux sont plus propres à faire du bouillon; on peut aussi les faire bouillir dans des vaisseaux fermés où on les laisse macérer pendant quelques heures , jusqu'à ce qu'ils soient complettement amollis par le bouillon. Les oiseaux bouillis perdent beaucoup de leur goût délicat. Ils sont donc meilleurs rôtis , excepté les plus petites espèces , qu'on doit faire cuire au four.

Tous les oiseaux granivores fournissent une bonne nourriture, excepté le canard et l'oie. La chair de celle-ci est mal-saine , sur-tout quand on la nourrit dans des cages et sans exercice : cette pratique est portée si loin , qu'on resserre cruellement l'animal dans un espace d'un pied de large , afin d'empêcher tout mouvement. Sa graisse est alors presqu'entièrement indigeste. Sa chair produit , sur les blessures et les ulcères , un effet très-sensible et très-mauvais ; elle est également dangereuse pour ceux qui sont disposés aux maladies inflammatoires , et aux fréquentes éruptions cutanées. Une jeune poule ou poulet est un mets très-sain. Les alimens végétaux dont ils se nourrissent et qui se rapprochent si fort des nôtres , y contribuent peut-être. Comme leur chair est aisée à digérer , on doit la recommander aux gens faibles et délicats. Elle convient mieux aux personnes d'une constitution muqueuse , ou à celles qui sont attaquées de maladies bilieuses et cutanées.

Le chapon est un des mets les plus délicats ; quand on le mange jeune, il fournit
un chyle abondant ; sa chair n'est ni échauffante, ni disposée à la putrescence, et sa
graisse, elle-même, est facile à digérer. Les
coqs-d'inde fournissent un aliment substan-
ciel, mais d'une digestion plus difficile que
le chapon, sur-tout les cuisses, les aîles et
la graisse. On remplit ordinairement ces
oiseaux rôtis de quelque farce pesante, qui
est pour plusieurs un morceau friand, mais
qui demande beaucoup de force digestive. Les
vieux préjugés, que la chair du chapon donne
la goutte et celle du moineau des accès épileptiques, sont trop absurdes pour qu'il soit
besoin de les réfuter.

Parmi les oiseaux vivant d'insectes, on ne
mange guères que les bécasses et les étour-
neaux de différentes espèces. Tous, sans
exception, ont une chair dure, insavoureuse
et à peine digestible.

Il serait inutile d'énumérer les diverses espèces d'oiseaux ictyophages que l'on mange
dans d'autres pays. Elles ont toutes un goût
de poisson, et donnent très-peu de principe
nutritif, les canards et les oies sont les seuls
qu'on mange sur nos tables. Les premiers
fournissent une meilleure nourriture, parce
qu'en général ils n'ont pas tant de graisse

que les autres, et qu'on les laisse se mouvoir en plein air. Mais on ne doit pas les laisser barbotter dans des eaux stagnantes.

Il n'est point, après le lait, de nourriture si simple et si salutaire que celle des œufs d'oiseaux. Ceux de poule méritent, à juste titre, la préférence, soit sous le rapport de leurs principes nutritifs et de leur goût, soit à cause de la facilité qu'on trouve à les digérer. L'*albumine* ou blanc d'œuf correspond à notre serum, ou partie blanche du sang. Une température chaude le coagule; mais une chaleur considérable le durcit, le rend coriace, sec et indigestible. Le jaune d'œuf et plus soluble, contient beaucoup d'huile, est extraordinairement nourrissant, mais a une forte tendance à la putréfaction; c'est pourquoi l'on ne doit le manger que quand l'œuf est frais. Les personnes d'un estomac faible ne doivent manger d'aucun aliment facile à se putréfier, par conséquent elles doivent s'interdire les œufs. Pour ceux au contraire qui digèrent bien, un œuf frais à la mouillette, est une nourriture très-légère, très-convenable, et en même temps très-nourrissante (37).

Les œufs durs et frits, les omelettes et toutes les préparations qu'on en fait, sont lourdes sur l'estomac et se digèrent difficilement.

Il n'y a que les estomacs les plus actifs et les plus vigoureux qui doivent manger des œufs de canard et d'oie. Il faut une suffisante quantité de sel pour opèrer la dissolution de tous les œufs quelconques. Le beurre les rend d'une digestion encore plus difficile ; et il est également absurde et dangereux de se servir de beaucoup de ce corps gras pour amollir les œufs durs. On ne peut être trop circonspect à l'égard de leur fraîcheur ; il n'y a que trop d'exemples de personnes qui, après avoir mangé des œufs gâtés, ont été saisies de graves indispositions. (*a*)

Le poisson ne fournit qu'une faible nourriture. Il est plus ou moins facile à digérer, selon les différentes espèces d'eaux dans lesquelles il vit. Comme de toutes les substances animales, il est le plus aisé à se putréfier, il est inférieur en qualité aux oiseaux et aux quadrupèdes. Les fièvreux et les convales-

---

(a) On a imaginé différentes manières de conserver les œufs. Toutes se réduisent à empêcher l'air extérieur de les pénétrer. La meilleure manière est de les mettre dans de l'eau de chaux très-forte, de laisser un peu de chaux au fond du vaisseau, et si l'eau vient à se troubler, de la changer et de la remplacer par de nouvelle. Cela peut se faire avec de l'eau bouillante, afin de dissoudre plus de chaux ; mais il faut attendre que l'eau soit parfaitement froide avant d'y mettre des œufs.

(Note de l'auteur.)

cens doivent s'en interdire l'usage. La graisse de poisson est encore plus insoluble et plus indigeste que celle des autres animaux ; elle devient promptement rance. Comme il a différentes qualités, rien n'est plus dangereux que de s'en rassasier.

Les sauces piquantes et les marinades, faites pour prévenir la putréfaction, rendent le poisson un peu meilleur et plus sain pour l'estomac ; mais le beurre tend à empêcher la digestion, et à provoquer la corruption de sa chair. Les épices et le sel, au contraire, quand on les emploie en quantité modérée, stimulent les fibres de l'estomac et facilitent le pouvoir de la digestion.

Le poisson séché à l'air et bouilli ensuite se digère aisément ; mais tout poisson de mer salé et tout poisson enfumé est nuisible à l'estomac et fournit peu de nourriture. La même remarque s'applique au poisson conservé dans le vinaigre et dans des épices ; mais il est un peu moins nuisible. En général la tête et la queue qui contiennent moins de graisse, sont les parties les plus faciles à digérer ; le ventre, au contraire, est la partie la plus lourde.

Le poisson mou et mucilagineux, telle que l'anguille, est composé en partie de sucs huileux, en partie de fibres coriaces, et par conséquent n'est pas aisé à digérer. Celui qui vit dans les étangs et autres eaux stagnantes, est certainement moins sain que le poisson de rivière, qui fait plus d'exercice et dont l'élément naturel est plus pur. L'eau stagnante se corrompt aisément et le poisson se tenant dans la vase se nourrit continuellement des parties putrides (38).

Le poisson d'eau salée est peut-être le meilleur de tous, parce que sa chair est plus solide, plus agréable, plus saine, moins exposée à la putrescence et moins visqueuse. Il possède ces excellentes qualités quand il est frais; et quand il est salé, il a toutes les propriétés de la chair salée, et par conséquent tous les avantages. A l'égard du hareng, c'est certainement de tous les poissons de mer le plus aisé à digérer; et le hareng salé, en particulier, quand on le mange, en petite quantité, stimule l'appétit, excite la soif, et n'est pas sujet à se corrompre facilement, quand on le garde long-temps.

Parmi les animaux amphibies, les cuisses de grenouilles sont dans quelques pays regardées comme des mets délicats; cependant comme elles contiennent une grande quantité de graisse, l'estomac ne peut les digérer aisément, sans le secours de beaucoup de sel. La même observation s'applique à la

tortue. On mange aussi des écrevisses de mer
et des crabes, qui sont une espèce d'insecte
d'eau. Cependant comme ils arrivent, en général, à un état approchant de la putréfaction, avant d'être vendus dans les villes de
l'intérieur des terres, leur usage est très-
dangereux; d'ailleurs la chair d'écrevisse de
mer, en particulier, n'est pas facile à digérer. On prétend que son usage a causé à
quelques personnes des éruptions cutanées,
des douleurs d'estomac et des rhumatismes.
La gelée en est cependant douce et nourrissante.

Les huîtres se mangent crues ou préparées;
elles sont à tous égards préférables crues;
car, en les faisant bouillir, elles perdent l'eau
salée qui provoque leur digestion dans
l'estomac, et la grande quantité de leur gelée
nutritive. Les huîtres crues se digèrent facilement, les estomacs faibles peuvent, aussi
bien que les robustes, en manger avec beaucoup d'avantage, parce qu'elles ont plus que
tout autre poisson à écailles une gelée animale nourrissante. Elles sont, en général,
laxatives, quand on les mange en certaine
quantité, c'est pour cela qu'elles fournissent
un excellent souper à ceux qui sont sujets à
la constipation.

Les escargots sont également sains et nourrissans

rissans. Leur nature gélatineuse les a fait
beaucoup employer, dans ces derniers temps,
dans la consomption. On a aussi employé extérieurement dans les hémorroïdes externes,
l'escargot rouge des jardins, et on l'applique
crud, avec le plus grand succès, toutes les
deux ou trois heures.

Les moules sont d'une texture plus solide, et par conséquent, moins aisées à di_
gérer que les huîtres. Ces moules de mer
fournissent un aliment dur, indigeste. Quelques-uns même le croyent une sorte de poison,
quoique les exemples de ses mauvais effets
soient très-rares. On ne doit cependant manger les moules qu'avec du vinaigre ou quelqu'autre acide végétal, qui corrige leurs
mauvaises qualités, ou serve, selon d'autres, d'antidote.

Des alimens pris dans le règne végétal.

On peut diviser en cinq classes les différentes substances alimentaires, tirées du règne
végétal.

1°. Les différentes espèces de farine ou
de grains, tels que le froment, le riz, l'orge et
l'avoine.

2°. Les légumes, comme les pois, les ha-
ricot, etc.

R

3°. Les diverses espèces de salades et her-bes potagères.

4°. Toutes les racines.

5°. Les fruits ou les productions des arbres et des arbrisseaux.

La première des cinq classes, c'est-à-dire, les farineux sont très-nourrissans à cause du mucilage abondant qu'ils contiennent ; mais ils sont aussi d'une digestion difficile. Le pain lui-même, quand on en mange trop, fatigue les intestins, et jette le germe d'une constipation habituelle. Tous les mets préparés avec la fleur de farine sont non-seulement nourrissans, mais aussi émolliens, atténuans, et corrigent l'activité des alimens du haut goût. Le pain levé, ou celui qui a acquis un goût acidule par une lente fermentation de la pâte, est rafraîchissant et antiseptique. Le pain sortant du four contient toujours une pâte indigeste, qui perd cette mauvaise qualité quand on le fait sécher pendant deux ou trois jours ou quand on le fait rôtir. C'est ce qu'on doit toujours faire, sur-tout dans les temps de disette, autant pour la santé que pour l'économie. Le pain rassis mérite, à tous égards, la préférence. Les personnes sujettes à la flatulence, aux crampes d'estomac et aux indigestions, ne doivent jamais manger de pain frais, et encore moins des galettes chaudes avec du beurre. En effet, toute pâte, quelle qu'elle soit, est malsaine, sur-tout quand elle est chaude, et produit des coliques très alarmantes.

Le pain uni au beurre et au fromage, tel que le mangent les Hollandais et les Allemands, forme une masse à peine digestible. La surface extérieure du pain ou la croûte qui a été plus séchée par la chaleur du four, est plus aisée à digérer; mais en même-temps, elle est moins nourrissante que la partie molle ou la mie.

La grande différence qu'on remarque dans le pain vient en partie des diverses espèces de grain dont il est fait, et en partie du temps pendant lequel on a gardé la farine; cette différence est encore due aux différentes méthodes de le faire fermenter et cuire, à la différence de l'eau avec laquelle on pêtrit la farine, et enfin aux divers ingrédiens dont la pâte est composée. La mollesse des meules de moulin, employées pour moudre le grain, peut aussi vicier le pain, en introduisant dans la farine des particules calcaires ou argileuses, qui le rendent également nuisible aux dents et fatigant pour l'estomac. Le pain bien cuit et bien sec se dissout aisément dans l'eau sans la rendre visqueuse ou gélatineuse. Ce pain est également bon pour les personnes faibles comme pour tous les âges et tous les tempéramens.

La bouillie, par sa ténacité et la quantité de mucilage qu'elle contient, n'est pas si facile à digérer que peuvent l'imaginer ceux qui en nourrissent leurs enfans. La bouillie faite de farine d'avoine, comme en mangent les enfans, et la basse classe du peuple en Ecosse, n'est pas si pésante que celle de farine de froment ; mais elles exigent toutes deux des organes digestifs vigoureux, une constitution robuste et beaucoup d'exercice, pour produire une bonne nourriture.

Le vermichel ou le macaroni des Italiens, ainsi que tous les différens mets faits de farine et mis en pâte, soit qu'on les ait fait bouillir dans l'eau ou étuver dans le beurre, sont très-contraires aux malades et aux convalescens, à qui on les donne souvent. Une pâte en boulettes est extrêmement difficile à digérer, ainsi que toute pâte non fermentée.

Le pain ne doit pas se manger avec toutes sortes d'alimens ; il est plus utile et nécessaire avec ceux qui contiennent beaucoup de nourriture sous un petit volume, pour donner à l'estomac un degré convenable d'expansion. Outre cela, le pain joint aux alimens animaux, a un autre avantage, celui d'empêcher le dégoût qui accompagne un usage trop abondant de viande , et sa forte tendance à la putréfaction. Mais si l'on s'accoutume à manger du pain chaud avec des alimens déjà indigestes par eux-mêmes , tels que le fromage gras , le lard , le boudin et autres semblables , on les rend encore plus insupportables aux organes digestifs. Des différentes espèces de grain dont on fait le pain, le riz est la plus saine pour les personnes d'une vie sédentaire , comme pour les gens nerveux et délicats. Quoiqu'il soit moins nourrissant , il est aussi moins tenace et plus facile à digérer que le pain de froment.

Le riz contient un mucilage léger , non élastique et facile à dissoudre. C'est un préjugé populaire, que le riz tende à produire la constipation. Cela n'est vrai que pour les personnes d'une constitution languissante et faible à qui il cause quelquefois la flatulence ; ce qui explique suffisamment son effet secondaire. Pour éviter ces conséquences désagréables, il faut manger le riz avec quelques épices, telles que la canelle, le fenouil, la graine d'anis, et autres semblables ; cela est plus particulièrement nécessaire aux personnes phlegmatiques et d'une digestion lente. Dans l'Inde, où ce grain est presque la seule nourriture des naturels , on le mange régulièrement, avec tant de poivre et autres épices fortes, que les Européens, lorsqu'ils y arrivèrent pour la première fois, ne purent manger de ce mets de haut goût.

Une des meilleures préparations de riz, est le mucilage qu'on obtient, en en faisant bouillir deux onces réduites en poudre fine, avec un quarteron de sucre, dans une pinte d'eau, jusqu'à ce qu'il se forme un bouillon épais et transparent; quand il est passé à travers un linge et refroidi, il donne un gelée savoureuse et saine.

L'avoine, quand elle est dépouillée de sa cosse et réduite en grain, sert de mets ordinaire aux malades et aux infirmes, en Angleterre, en France et en Allemagne. Elle donne à l'eau un mucilage épais qui est d'une qualité nourrissante et légèrement apéritive.

On peut se servir de même de l'orge, ou plutôt de l'orge perlé; elle est peut-être encore plus nourrissante; mais après la decoction, on ne doit pas manger les parties grossières qui restent.

Le millet est inférieur à l'avoine et à l'orge; il possède un mucilage trop crud pour les estomacs relâchés et paresseux.

La manne grasse ainsi appelée en Allemagne et en Pologne, parce que la graine est remarquable par son goût agréable et doux, surtout avant que la plante ait acquis tout son développement surpasse toutes les productions végétales de l'Europe par sa richesse et ses principes nutritifs. Bouillie dans du lait, elle fournit d'excellentes soupes et une agréable bouillie. Deux onces de cette manne bien cuite dans du lait et de l'eau, peuvent servir de repas à l'homme le plus robuste et le plus laborieux. Bouillie dans de l'eau seule, dans la proportion d'une once sur trois pintes d'eau évaporées à un quart et avec un peu de sucre et de vin blanc, elle est un mets agréable et nourrissant, pour les femmes en couches et pour les autres malades à qui l'usage de la viande est contraire et dont la situation exige quelquefois le stimulant du vin.

La seconde classe d'alimens végétaux renferme toutes les productions légumineuses, tels que les haricots, les pois, les lentilles et autres semblables. Ces légumes contiennent un mucilage solide et fournissent une nourriture riche et forte qui convient mieux aux estomacs vigoureux. Ils renferment aussi beaucoup de particules crues qui ne peuvent s'assimiler à nos fluides et doivent, par conséquent, rester sans digestion, au grand préjudice du canal alimentaire. Un repas de legumes se digére plus difficilement qu'un repas de grain. Il en résulte en outre beaucoup d'air fixe, qui rend ces mets extrêmement flatulens et propres à causer la constipation. Ces légumes ne produisent cependant cet effet que quand on en mange trop souvent et trop abondamment, aussi le pain fait de pois ou de haricots , seuls ou mélés et moulus avec du froment est nuisible dans son usage journalier.

On ne doit cependant pas croire que les alimens même les plus sains soient tout-à-fait exempts d'air. Cet élément est un ingrédient nécessaire et utile pour provoquer la digestion des substances alimentaires. La proportion d'air fixe varie extrêmement dans les différens végétaux. Toutes les plantes legumineuses en sont particulièrement remplies. Les personnes même à qui elles conviennent le mieux doivent éprouver de la flatulence et de la torpeur après un usage abondant de pois ou de haricots.

Les pois et les haricots verts , mangés dans leur saison , sont également agréables et sains; car ils sont moins flatulens et d'une digestion plus aisée que dans leur maturité. Il est bon de remarquer que tous les végétaux de nature légumineuse, à mesure qu'ils avancent en croissance, deviennent plus fatigants pour l'estomac.

La troisième classe de végétaux comprend

les diverses espèces de salades et herbes potagères telles que les légumes, les choux, les
épinards et autres semblables. Ces végétaux
contiennent une grande quantité d'eau et peu
de nourriture. Ils servent à remplir l'estomac,
à résister à la putréfaction, et on peut, par-
consequent, en manger plus librement en été
qu'en hiver ; comme ils sont d'ailleurs d'une
nature laxative savonneuse et par conséquent
dissolvante, ils sont très-propre à désobstruer
les viscères. Leur consistance aqueuse les
rend particulièrement utiles aux gens maigres, à ceux qui transpirent beaucoup, ou
qui sont sujets aux rougeurs et aux coups de
sang ; ils sont rafraichissans et fournissent
beaucoup à tous les émonctoires. Leur principe de nutrition est en porportion du mucilage qu'ils contiennent ; mais comme le mucilage est délayé , l'aliment qu'ils fournissent
n'estp as considérable.

En bouillant, ils deviennent mous, perdent la plus grande partie de leurs particules
gazeuses et deviennent ainsi plus digestibles ,
mais l'usage de les faire bouillir à grande eau
et de la rejetter ensuite est aussi absurde que
mal imaginé. Car en rejettant l'eau on rejet-
te aussi les parties les meilleures et les plus
nourrissantes. Il faut donc les faire cuire ,
le choux excepté, dans une petite quantité

d'eau que l'on laisse réduire par un bouillon lent, et le servir à table avec la substance préparée. Pour donner du goût et rendre ces végétaux moins flatulens', on y ajoute, en général, des épices qui facilitent leur digestion. Par la même raison on les mange cruds avec du vinaigre, du sel, du poivre et autres semblables.

Les salades qu'on mange, en genéral, avec de l'huile et du vinaigre, demandent toutes les forces de l'estomac pour être digérées. Les végétaux cuits au four avec de la pâte et du lait, comme cela se pratique dans quelques pays, perdent toutes leurs propriétés principales, et sont peu faciles à digérér.

L'asperge, quoiqu'un peu flatulente et diutétique, est une excellente nourriture. Les jeunes pousses de cette plante sont et les plus savoureuses et les plus salutaires. Je puis, par expérience, recommander, comme un bon substitut de l'asperge, les jeunes bourgeons de houblon, qu'on peut se procurer aisément, dont le goût n'est point, inférieur à celui de l'asperge, et qui, par leur qualité aromatique, sont très-agréables et très-sains.

L'artichaut fournit un aliment tendre et léger ; il est peut-être encore plus nourrissant, mais moins diurétique que l'asperge ; pour cette raison, il est préférable dans la cuisine.

L'épinard, qui est un mets favori pour plusieurs personnes, fournit peu de nourriture, passe promptement à travers l'estomac et les viscères, presque sans être digéré. Comme on le prépare ordinairement avec du beurre, il affaiblit le canal alimentaire, produit le devoiement et par conséquent, n'est pas un aliment convenable aux personnes faibles. L'épinard est sujet à produire, dans les estomacs languissans, des aigreurs et des ardeurs d'entrailles.

Le choux rouge est un des végétaux les plus indigestes, sur-tout comme le mangent les Français et les Allemands, avec du jambon et de la noix muscade. Ces assaisonnemens le rendent échauffant, flatulent et laxatif; il ne contient point de nourriture. Les jeunes rejetons de chou-fleur sont moins indigestes et beaucoup plus sains. Mais ce qu'on vient de dire, à l'égard du choux, s'applique aussi à la laitue, quand on la mange bouillie ou étuvée.

Le choux blanc possède d'excellentes propriétés; il est moins flatulent que les légumes ordinaires; comme il est plein d'eau, il est diurétique et un peu laxatif. Il est à remarquer que toutes les herbes et plantes sont, en général, plus ou moins flatulentes, selon leur indigestibilité, et disposées à la putres-

cence , en proportion du temps qu'elles restent dans le canal alimentaire.

Les Allemands font leur *sauer kraut* ou
choux-croûte du choux blanc , coupé par
tranches minces et ensuite assaisonné et salé.
Il est facile à digérer , à cause du sel qui est
mêlé avec lui , et de la fermentation acé-
teuse qu'il a éprouvée; il est un excellent antiseptique , il agit puissamment sur les premières voies. Il est d'une utilité singulière
en mer , en ce qu'il s'oppose aux ravages du
scorbut , et le guérit lors même qu'il est dé-
claré. Nous devons au capitaine Cook , d'a-
voir , en dépit de tous les préjugés , introduit ce mets salutaire parmi les marins , et
d'avoir ainsi conservé la santé de plusieurs
braves d'entr'eux. Enfin le choux croûte a
été reconnu pour le meilleur préservatif des
maladies épidémiques, telles que dyssenterie,
les fièvres putrides et pétéchiales.

La laitue contient beaucoup de particules
nitreuses ; elle est très-raffraîchissante , et
utile à ceux qui sont sujets à l'insomnie. Mais
la grande quantité d'huile et les jaunes d'œufs
qu'on y ajoute la rendent moins digeste que
quand on la mange dans son état naturel.
Après la laitue , les meilleures salades sont
les diverses espèces de cresson , le cerfeuil
et le cochlearia , qui , avec d'autres plantes

raffraîchissantes, passent pour être en même temps dépuratives et diurétiques , sur - tout quand on les mange au printemps et à jeûn.

La quatrième classe des végétaux comprend toutes les racines succulentes ou celles qu'on sert sur les tables. Elles sont douces ou âcres. Les premières sont plus nourrissantes et moins flatulentes que les autres ; celles-ci cependant possédent quelques propriétés médicales , comme les diverses espèces de radix , les oignons , l'ail et autres semblables. Les racines ne sont ni aussi nourrissantes , ni aussi faciles à digérer que les alimens animaux. On peut cependant regarder comme règle certaine , que toute espèce d'aliment pour lequel nous sentons un appétit naturel et permanent, est convenable à notre nature. De cette espèce est la pomme-de-terre , cette racine bienfaisante qui, avec la plus simple préparation et sans aucun assaisonnement , fournit à tout le monde , et particulièrement aux enfans , une nourriture agréable et saine. Elle est une des substances alimentaires la plus légère ; elle ne cause ni viscosité , ni flatulence , et ne peut être nuisible que quand on en mange immodérement. La santé des habitans de la campagne dont la principale nourriture consiste en pommes-de-terre , et les animaux qu'on engraisse avec elles , prouvent suffisamment ses excellens principes nutritifs.

C'est une remarque générale que les personnes qui travaillent beaucoup , éprouvent plutôt un renouvellement d'appétit , après avoir mangé des pommes-de-terre qu'après aucune autre espèce d'aliment. C'est une erreur de croire qu'elles produisent un chyle épais et crud , et par conséquent un sang grossier et visqueux. Une autre erreur également réfutée par l'expérience , est que la pomme-de-terre est une racine narcotique et propre à rendre stupide. Elle ne peut produire cet effet que quand on en mange trop et sans faire d'exercice. Tout autre aliment , en pareil cas , le produirait également.

La farine de pomme-de-terre est plus saine pour la pâtisserie et pour les mets préparés avec de la viande qu'aucune autre. Les Français ont dernièrement inventé une méthode de préparer , avec cette racine , une farine grenue , qui est très-agréable au palais et très-nourrissante. On la fait avec une machine d'une construction simple dont le modèle et la description ont été donnés , il y a quelque temps , au *répertoire des arts et manufactures*. On s'en sert aussi , avec succès , en la mêlant dans le pain avec la farine de froment.

La betterave contient beaucoup de matière saccharine. Les dernières expériences
de M. Achard, de Berlin, ont prouvé qu'environ quatorze livres de betterave produisent
une livre de sucre brut, extrêmement doux et
sans mélange d'aucun autre goût. Indépendamment de cette considération, la betterave
est une racine précieuse, sous le rapport de
l'économie et de la cuisine ; elle est douce,
apéritive, et ceux qui sont sujets à la constipation, doivent en manger souvent à souper. Quoiqu'elle ne soit pas difficile à digérer, il est bon cependant de la manger
avec quelques racines moins flatulentes, tels
que le persil, le céléri et même les pommes-
de-terre. Cette addition la rend et plus savoureuse et plus convenable à l'estomac.

La carotte est extrêmement flatulente ; elle
est contraire aux personnes faibles et disposées à l'acidité. Ces personnes ne la digèrent qu'avec peine, à moins qu'on n'y ajoute
quelques épices et une quantité convenable
de sel ; c'est le seul moyen de prévenir, en
grande partie, sa fermentation. Du reste,
elle contient un fluide alimentaire bon et
abondant, qui passe pour être diurétique et
vermifuge.

Le panais, outre son mucilage doux, contient un peu de principe aromatique ; il est

plus nourrissant et moins flatulent que la carotte. Pour lui enlever entièrement sa dernière qualité , on doit le faire bouillir dans
deux eaux différentes ; mais cette précaution
lui fait perdre , en partie , sa saveur douce ,
et le rend moins nourrissant.

Les navets sont nourrissans, mais flatulens
et d'une digestion peu facile. Mais ils sont
encore plus indigestes quand ils sont gros et
qu'on les a long-temps conservés dans des
caves. La moins flatulente et la plus nourrissante de ces racines, est l'espèce longue ,
ou navet de Suède , dernièrement introduite
dans ce pays.

Le persil et l'ache sont doux, stimulans et
aromatiques. Les anciens médecins croyaient
que le premier purifiait le sang. Les modernes doutent non-seulement de cet effet, mais
le tournent même en ridicule. Il est certain
cependant que le persil est un doux apéritif
et diurétique. Malgré ces effets salutaires ,
on ne doit pas le manger crud, mais bouilli.

Le céléri est une des racines les plus odorantes de notre climat. On se sert plus communément de sa tige et de ses feuilles , en
salade , que de la racine elle-même. Les jar-
diniers reconnaissent deux espèces de céléri ,
toutes deux estimées. L'une produit des racines épaisses et noueuses , assez semblables,

pour

pour la grosseur et la forme, à une pomme-de-pin, l'autre une infinité de petites racines blanches, tendres et odorantes. Celle-ci est plus commune dans ce pays; la première est très-estimée en France et en Allemagne, où on la mange par tranches minces, confites dans le vinaigre. Cette préparation fournit, en été, un mets raffraîchissant et sain. Le céléri crud se digère avec quelque difficulté, mais en le faisant bouillir dans l'eau ou confire dans le vinaigre, il est moins indigeste. Les Allemands font de cette racine une sorte de café, en la coupant par petits morceaux quarrés qu'on fait sécher et rôtir de la manière ordinaire. On recommande quelquefois aux malades, et sur-tout aux nourrices et aux femmes en couches, cette espèce de café, comme un salutaire substitut du thé et du café.

La racine de chervi et la scorsonère d'Espagne possèdent des qualités plus épicées et plus stimulantes que nutritives. Ces deux racines, ainsi que les trois précédentes, sont diurétiques et par conséquent un peu stimulantes. Le chervi, en particulier, a une odeur agréablement douce et épicée; il est si tendre qu'on peut à peine le faire bouillir. Il vaut mieux, par cette raison, le manger crud, comme le fruit; et l'on peut s'en servir comme d'un excellent assaisonnement, dans les soupes et bouillons. La scorsonère, au contraire, doit être dépouillée de sa peau noire, et ne peut être mangée que bouillie. En faisant tremper sa racine crue, pendant une demi-heure, dans de l'eau froide, elle perd son goût amer.

Le salsifis ou pain de chèvre, contient encore plus de principes saccarins que la scorsonère, il peut remplacer l'asperge avec avantage, il est plus aisé à élever dans ce climat, et mérite certainement qu'on le cultive plus généralement dans nos jardins.

Les oignons, l'ail, les échalottes et les ciboules sont stimulans, facilitent la digestion, chassent les vents, sont de bons fébrifuges, excitent l'appétit et sont de puissans expectorans. Mais les tempéramens chauds, irritables et choériques doivent s'en abstenir. Quoiqu'on mange de ces racines en grande quantité dans tous les pays, il est néanmoins certain, par l'odeur pénétrante et volatile qu'elles communiquent à l'haleine, qu'elles conviennent mieux aux tempéramens froids et phlegmatiques, et à ceux dont l'estomac exige un stimulant aussi puissant.

La cinquième et dernière classe des substances végétales comprend les fruits ou productions des différens arbres et arbrisseaux.

Les fruits sont en général de puissans résolutifs ; ils sont plus salutaires , quand le corps est relâché par la chaleur de l'été , et qu'il y a une certaine disposition à l'inflammation. Ils sont en outre d'une grande utilité pour combattre les affections bilieuses. L'acide contenu dans la plûpart des fruits est aussi utile pour étancher la soif que pour résister à la putréfaction. Le fruit est cependant sujet à fermenter et à causer quelqu'inconvénient dans les estomacs faibles ou disposés aux congestions glaireuses.

Plus un fruit a de suc ou de jus, plus il est flatulent ; et comme les espèces de fruits très - juteux, raffraîchissans et aqueux exigent de forts organes digestifs pour empêcher qu'ils ne produisent la fermentation , la flatulence et la diarrhée , un verre de vin vieux est très - propre à provoquer leur digestion. Une légère diarrhée causée par du fruit mûr , en été , a souvent un effet salutaire. Un fruit âcre et astringent, étant plutôt une médecine qu'un aliment , est moins nuisible à la santé et aux enfans, qu'on ne le croit ordinairement.

Le sagou est la partie médullaire ou moelle , recueillie d'une espèce de palmier , qui croît dans les Molucques et autres îles des Indes orientales. Cette substance , sans être , à proprement parler, le fruit d'un arbre, mérite cependant ici la première place. Les naturels de l'Inde s'en servent comme de pain ; ils le macèrent dans de l'eau et en forment des gâteaux. Les graines de sagou, qu'on vend dans les boutiques, s'obtiennent par un procédé plus compliqué ; elles forment avec de l'eau, du lait et du bouillon, une gelée nourrissante et agréable, et qui est un mets très-convenable pour les phthisiques, les convalescens, et pour ceux dont la digestion est faible ou altérée.

Les cerises produisent les effets dont on vient de parler dans un degré plus éminent encore. Elles sont excellentes dans le scorbut, dans les fièvres putrides, dans la dyssenterie et dans les engouemens du bas ventre. Ceux qui s'en servent dans cette intention peuvent les manger à toute heure du jour ; mais elles opèrent plus efficacement le matin à jeûn. L'espèce douce contient un stimulant acide qui convient, plus ou moins, aux personnes faibles, en proportion de sa nature juteuse. Ce jus fermente aisément dans l'estomac, et produit la flatulence, la diarrhée et l'acidité. Ces effets particuliers la rendent nécessaire aux personnes d'une constitution bilieuse.

Les cérises se divisent en cerises doucesaqueuses , en cerises acides-aqueuses et en cerises sèches-pulpeuses. Les cérises d'Espagne sont les plus difficiles à digérer, mais aussi les plus nourrissantes. L'espèce douce-aqueuse, comme sont nos cerises communes , est mal-saine : car son jus fermente aisément, cause la colique et la diarrhée. L'espèce acide-aqueuse est la meilleure de toutes ; son jus fortifie l'estomac et entraîne moins de flatulence. Les cerises sèches sont excellentes dans plusieurs maladies, à cause de leurs propriétés rafraîchissantes et antiseptiques. Il est très-dangereux d'avaler des cerises avec leurs noyaux , parce qu'ils peuvent s'accumuler dans les intestins , y former des masses cimentées d'un phlegme visqueux , et produire ainsi les accidens les plus funestes.

Les prunes possédent aussi des vertus médicamenteuses, elles sont nourrissantes et atténantes : les prunes sèches sont particulièrement utiles aux personnes constipées ; elles fournissent un aliment agréable et nutritif. Mais comme elles sont sujettes à produire la flatulence , il convient de les manger à jeûn, ou à souper , en les mêlant avec quelqu'autre aliment. Avec cette restriction, elles sont apéritives et rafraîchissantes , et conviennent à presque toutes les constitutions ; mais les prunes nouvelles et non encore mûres, sur-tout si on les mange en grande quantité, peuvent aisément occasionner le relâchement, la colique et d'autres maladies de l'estomac et des intestins. Les grosses prunes sont, en général, plus dangereuses, à cet égard, que les petites, parce que rarement, sur-tout les vertes et les jaunes, elles sont parfaitement mûres.

On employe les tamarins plus souvent en médecine, que comme alimens. La pulpe de ce fruit est cependant un des acides les plus agréables. Prise à la dose d'une demi-once ou plus, elle devient un doux laxatif. Son acidité est très-propre à étancher la soif et à diminuer une trop grande chaleur.

Les pêches abondent en jus, et quoiqu'elles ne soient pas très-nourrissantes, elles ne produisent point la diarrhée. On regardait autrefois ce fruit salutaire comme malsain ; mais on l'a depuis reconnu utile dans les maladies bilieuses. Le sucre et le vin diminuent les bonnes qualités de la pêche; lors même qu'on la conserve dans l'eau-de-vie elles n'est pas si saine que quand elle est nouvelle ; toutes les préparations la durcissent. Les amandes de la pêche, sont aussi un amer salutaire, et un peu purgatif.

Comme il y a diverses espèces de pêches, dont plusieurs sont d'une qualité inférieure, il est utile d'indiquer les marques distinctives de ce fruit, dans son état de maturité. La meilleure sorte de pêche a une peau fine et délicate qui se sépare aisément de la partie pulpeuse. Celles qui sont naturellement douces au toucher, ne doivent être couvertes que d'un léger duvet ; car, trop de duvet sur la surface est un signe de leur qualité inférieure. Leur salubrité dépend aussi de leur grosseur, qui ne doit être ni trop petite ni trop considérable. Leur pulpe doit être délicate, mais solide, un peu fibreuse et pleine de jus. Elle ne doit pas adhérer au noyau et doit se fondre promptement dans la bouche.

Les abricots sont plus pulpeux que les pêches, mais peut-être moins nourrissans. Leur jus fermente promptement et se tourne en acide dans les estomac faibles. Cependant quand ils sont mûrs et qu'on en mange avec modération, ils sont rafraîchissans et antiseptiques.

Il y a des poires extrêmement dures, astringentes et difficiles à digérer. Les plus juteuses ont un fluide savonneux, nourrissant et d'une prompte digestion ; elles ressemblent, dans leur effet, aux pommes douces, excepté

qu'elles sont moins relâchantes pour les viscères ; les poires sont d'une nature plus flatulente qu'aucun des fruits que nous venons
d'examiner ; sur-tout les poires dures d'hiver
qu'on mange dans un temps où l'estomac a
plutôt besoin de stimulant que de rafraîchissant.

Les pommes sont, dans leurs effets généraux, semblables aux autres fruits ; outre
leurs vertus aromatiques, elles possèdent des
propriétés laxatives : elles sont utiles dans
quelques maladies de poitrine. Le peuple
d'Allemagne connaît si bien leurs excellentes
propriétés dans les maladies inflammatoires,
qu'il en fait bouillir même de sauvages et en
boit la décoction. Cette préparation mérite
bien d'être imitée, sur-tout quand les pommes deviennent rares au printemps.

On peut diviser les pommes en pommes épicées, en pommes acidulées et en pommes
aqueuses. Les premières, telles que les diverses espèces de reinettes, ont un parfum plus
délicat et sont certainement les meilleures.
Elles ne contiennent pas beaucoup d'eau, et
leur nature vineuse les rend moins sujettes à
exciter la flatulence. Les autres espèces de
pommes, telles que les pommes d'api, sont
trop dures, et, par conséquent, lourdes
sur l'estomac.

Les pepins de pommes sont amers et aro-

matiques. La nature semble avoir eu intention
de corriger , par cette partie, les fluides
aqueux et fermentescibles de ce fruit et de
tous les autres, l'abricot excepté.

On doit donc manger avec le fruit, et non
rejetter comme inutiles les pepins de pommes
et de poires , ainsi que les amandes de prunes
et de cerises. On peut regarder le beurre qu'on
met dans les baignets de pommes , comme
nuisant à leur dissolution dans l'estomac ,
outre que les préparations conviennent peu
aux estomacs faibles.

Il y a deux espèces de coings celui de pomme et
celui de poire (39). Le dernier est le plus sain,
sur-tout celui de Portugal. Ils est un excellent antiseptique, et, à cet égard , le meilleur
fruit à cause de son acide et de son mucilage abondant. Leur pulpe , comme celle des
autres fruits , se digère avec quelque difficulté.
On les mange , en général , bouillis avec du
sucre , et ils sont excellens dans la dyssenterie , à cause de leur propriété astringente.

On trouve trois substances différentes dans
les citrons , les oranges et autres fruits de cette
espèce. La peau extérieure contient une huile
essentielle, fortement astringente et échauffante ; la seconde , ou pellicule blanche , est
sans goût ; la troisième partie est une pulpe
salubre , rafraîchissante et acide , très-effi-

cace dans les fièvres putrides, inflammatoires, et dans les empoisonnemens par l'opium et autres narcotiques.

La plus grande dose d'opium peut être neutralisée, si on prend avec elle ou immédiatement après, une quantité convenable d'acide de citron. Quatre grains d'opium pur, par exemple, ou cent gouttes de laudanum sont une dose beaucoup trop forte et quelquefois funeste ; mais si l'on ajoute à chaque grain d'opium ou à chaque vingt-cinq gouttes de laudanum, une once d'acide pur de citron ou deux onces de jus d'orange, l'effet sera différent. Au lieu de stupéfier et d'être suivi d'une constipation douloureuse, cette dose deviendra non-seulement laxative, mais causera d'abord un calme parfait que ne pourrait produire l'usage de l'opium ou des liqueurs fortes, et amenera ensuite un sommeil léger et rafraîchissant.

Je puis parler de ces effets d'après ma propre expérience, aussi bien que d'après celle des autres ; l'opium ainsi préparé est une des substances les plus salutaires et. les plus bienfaisantes que nous connaissions. Je suis très-porté à croire que les Turcs qui mangent très-peu de viande, ne pourraient supporter les grandes quantités d'opium dont ls usent, s'ils ne faisaient pas un copieux usage de végétaux acides. Tous les voyageurs qui ont visité, les climats orientaux savent que ces végétaux font la principale nourriture des Turcs pendant l'été.

Je ne puis, pour ces raisons, assez recommander l'usage des acides aux personnes qui sont accoutumées ou obligées de prendre de grandes doses d'opiates, aux tempéramens colériques, bilieux et pléthoriques, à ceux sujets aux embarras de l'estomac, aux fièvres bileuses, ou qui sentent une détermination du sang vers la tête; car l'opium est un remède incertain et même dangereux, sans l'addition de végétaux acides. Au défaut d'acide de citron, on peut se servir avec avantage d'une production indigène; l'épine-vinette fournit un acide aussi fort et presqu'aussi agréable que celui de citron.

Le jus des diverses espèces de raisins secs est peu différent, dans ses propriétés, de celui du citron mûr; mais il est moins efficace. Il y a différentes sortes de cet excellent fruit : parmi les plus grosses celles d'une couleur bleue importées de Marseilles sont les meilleures. Les raisins d'Espagne, de couleur brune, sont inférieurs à tous les autres. Ces deux sortes, ainsi que les groseilles, contiennent beaucoup de nourriture ; mais on n'en peut recommander le fréquent usage , parce qu'ils tendent tous à produire la flatulence , sur-tout chez les personnes relâchées ou qui mènent une vie sédentaire. On doit pour cela les manger avec d'autres alimens , alors ils sont émolliens , un peu laxatifs et quelquefois anodins.

Les groseilles, ayant moins d'acide que les raisins secs , sont peut-être plus saines , surtout quand on a soin de ne pas avaler leur peau avec le jus. Employées dans les sauces , elles sont raffraîchissantes ; mûres , elles possèdent les mêmes propriétés que les cerises.

Les figues abondent en principes saccarins, elles sont extraordinairement nourrissantes ; mais elles sont en même-temps flatulentes, à moins qu'on ne les mange avec du pain. Les mûres , les framboises ont des effets semblables. Les premières ont un jus plus mucilagineux et nourrissant , celui des autres est d'une nature vineuse , et l'une des meilleures boissons pour étancher la soif et rafraîchir.

Les raisins et les fraises sont d'excellents fruits. Ils sont très-résolutifs et laxatifs, sans être affaiblissans, provoquent toutes les évacuations naturelles , mais les raisins sont extrêmement flatulens.

La qualité des raisins dépend beaucoup du

climat et du sol. On ne doit manger que ceux d'une saveur douce et d'une odeur aromatique. Il vaut mieux les manger à jeûn avec un peu de pain.

Les fraises, mangées en grande quantité, sont un sûr préservatif contre la goutte ; c'est ce que l'expérience du célèbre Linné a démontré. (40) On dit cependant que les petits pepins, des groseilles et des raisins sont sujets à s'accumuler dans les intestins et à causer les constipations les plus opiniâtres et même la passion iliaque. La meilleure manière de manger les groseilles est avec de l'eau pure adoucie avec un peu de sucre. Elles sont plus échauffantes avec le vin et moins saines. Elles forment avec le lait ou la crême une composition agréable, mais peu salutaire. Les groseilles sauvages sont à préférer aux autres, comme médicament.

Les concombres donnent un fruit sain, légérement apéritif et raffraîchissant, et qui peut être très-utile aux phthisiques. Cependant ils ont de la tendance à la fermentation et produisent la diarrhée. Mais on peut prévenir cette tendance en y ajoutant du vinaigre et du poivre, qui diminuent aussi leur nature astringente ; préparés avec de l'huile, du vinaigre, du sel et du poivre, ils sont insupportables aux estomacs faibles,

et causent de fréquentes éructations et des bor_
borigmes. Bie marinés, ils sont un excellent
antiseptique ; mais ils ne conviennent point
aux enfans ni aux nourrices.

Les melons se rapprochent presqu des
concombres par leur nature. Ils sont plus
aromatiques, et, à cet égard, plus sains ;
cependant il faut plus d'épices et de vin pour
les melons d'eau que pour les melons mus-
qués, parce qu'ils participent encore plus de
la nature des concombres.

Les potirons ou citrouilles sont une espèce de melon, mais beaucoup plus gros et
moins doux. Bouillis dans du lait, après
qu'on a jetté la première eau, et avec du sel
et du poivre, ils donnent un aliment assez
sain et nourrissant.

Les olives dans leur état naturel sont amè-
res, âcres et très - désagréables. On leur
donne cependant un meilleur goût en les faisant mariner. L'abondance de leur huile les
rend contraires aux estomacs délicats et dangereuses, sur-tout quand on les mange au
dessert, après un grand repas.

Les amandes, les noix et les noisettes sont
en général extrêmement difficiles à digérer,
à cause de l'huile qu'elles renferment, et
qui devient promptement rance sur l'estomac ; aussi le lait d'amande doit - il être

employé beaucoup plus rarement qu'on ne le
fait , sur tout dans les fièvres , et dans toutes
les maladies qui sont suivies de la faiblesse
du canal alimentaire.

On ne doit manger les noix et les amandes,
que lorsqu'elles sont nouvelles, et qu'on peut
en enlever la peau qui est extrêmement astringente et mal saine. Il faut les bien mâ-
cher et les manger avec du sel ; car chaque
morceau, avalé entier, est indigeste, et le sel
les mêle à nos fluides comme une masse savonneuse. Si on en mange en grande quantité, elles restent long-temps dans l'estomac,
et causent des indigestions souvent allar-
mantes.

Enfin , on peut ranger parmi les productions végétales , les diverses espèces de mousserons. Ils sont tous d'une consistance dure et
tannée, et comme ils sont indigestes, ils donnent peu de nourriture , quoiqu'ils ressemblent beaucoup aux alimens tirés du règne
animal.

On sait que plusieurs espèces de champi-
gnons contiennent un poison narcotique ;
comme on ne peut aisement distinguer l'espèce la moins nuisible de celle qui est dangereuse , c'est une raison suffisante de s'abstenir de toutes. Mais quand on en sert sur les
tables, les végétaux acides ou le vinaigre sont

les meilleurs antidotes pour détruire leurs pernicieux effets. Confits dans le vinaigre ou salés , les mousserons sont encore plus coriaces ; grillés avec du beurre, ils forment une masse indigeste des plus insalubres. — (41)

Fin du premier Volume.

TABLE
DES CHAPITRES

Contenus dans le premier Volume.

————

INTRODUCTION.

PAGES.

Fin de la table du premier Volume.

Fautes contenues dans ce 1.er Volume.

Pages. Lignes

97 19 les tra , *lisez* les.
103 1 fièvre hétique , *lisez* fièvre hectique.
Id. 11 vaisseaux , *lisez* viscères.
104 9 hypocondriatiques , *lisez* hypocondriaques.
Id. 22 apparent , *lisez* apparente.
109 10 grandes , *lisez* grande.
110 29 indiscrettement , *lisez* indistinctement.
116 11 pourtant , *lisez* partout.
119 23 axote , *lisez* azote.
120 25 nuisibles , *lisez* nuisible.
121 16 respiration , *lisez* la respiration.
125 2 l'acanomie , *lisez* l'économie animale.
128 27 musqueuses , *lisez* muqueuses.
132 22 gées , *lisez* âgées.
148 6 emunctoires , *lisez* émonctoires.
Id. 13 exhalaison , *lisez* exhalation.
149 5 sujet , *lisez* sujettes.
150 15 cories , *lisez* caries.
151 14 attaquées , *lisez* attaquée.
153 10 rhumatistes , *lisez* rhûmatisans.
165 18 rhumatismals , *lisez* rhumatismaux.
167 27 bien assez , *lisez* assez bien.
170 21 une emplâtre composée, *lisez* un emplâtre.
171 8 la principal , *lisez* le principal.
174 7 proscrites , *lisez* proscrite.
Id. 21 faisceux , *lisez* faisceaux.
176 20 exige , et plus *lisez* exige plus.
181 11 dis chroniques , *lisez* dies chroniques.
192 1 ces classes , *lisez* les classes.
193 5 en , *lisez* et.
199 15 impénétrable , *lisez* imperméable.
201 25 toute la différence , toutes les différences.
211 3 grisâte , *lisez* grisâtre.
Id. 20 aisé , *lisez* aisée.
217 11 vigueur , *lisez* vigueur.
224 21 assimilés , assimiliées.
Id. 27 infecte , *lisez* infect.
235 14 le sele , *lisez* le sel.
Id. 24 d'air , *lisez* de l'air.
239 27 la meilleure , *lisez* le meilleur.
145 8 nourriure , *lisez* nourriture.
251 7 ciel , *lisez* tiel.
261 14 nom , *lisez* non.
286 5 presqu , *lisez* presque.